日本生体医工学会監修
臨床工学シリーズ 12

医用材料工学

三重大学名誉教授 工学博士 堀内 孝
元北海道大学大学院准教授 工学博士 村林 俊
共著

コロナ社

臨床工学シリーズ編集委員会

元 杏 林 大 学 教 授　医学博士　伊 藤 寛 志
東京女子医科大学名誉教授　医学博士　太 田 和 夫
神奈川県立保健福祉大学教授　工学博士　小 野 哲 章
代表　上 智 大 学 名 誉 教 授　工学博士　金 井 　 寛
東 京 大 学 名 誉 教 授　工学博士　斎 藤 正 男
東 京 大 学 名 誉 教 授　医学博士　都 築 正 和

(五十音順，所属は初版第1刷発行当時)

序

　近年の医療機器の高度な発達に伴い，これらの機器を安全・有効に活用するために工学技士が必要となり，臨床において多数の技士が働いている。昭和62年，関係各位の努力によりこれらの工学技士のために，臨床工学技士法が制定された。これに伴って，臨床工学技士の教育が差し迫った重要な問題になり，日本エム・イー学会[†]CE委員会が中心になり，日本医科器械学会，透析療法合同専門委員会の協力を得て，適正な教科書の早期発行を検討してきた。

　臨床工学技士は将来の医療機器の発展に対応できるよう，臨床における工学的問題に広く対処できる能力を持つことが必要とされている。このためには工学的基礎を体系的に理解することがきわめて重要であるが，同時に医学の基礎知識を修得しなければならない。3年という短い養成期間に工学と医学双方の基礎を理解させるよう教育することはたいへん困難で，従来の工学教育および医学教育を縮めるだけではとても不可能である。そこで臨床工学的視点に立った工学および医学の教育が必要となる。しかしこれまでこのような観点からの教科書はまったくなかった。

　本シリーズはこのような状況を踏まえ，臨床工学技士の学校教育にはもちろん，臨床工学を体系的に学びたい医療関係者のニーズにも十分応えられるよう企画したものである。

1990年1月

「臨床工学シリーズ」編集委員会
代表　金井　寛

　[†]　2005年4月，「日本エム・イー学会」は「日本生体医工学会」に名称変更になりました。

まえがき

　1988年4月に臨床工学技士法が施行されてから18年が経過した。次世代の臨床工学技士の養成のために作成された教育カリキュラムは臨床工学技士の担う社会的責任の大きさを映し出したもので，他の分野では類を見ないほど広範な内容である。その教育カリキュラムは医学系と工学系の科目にほぼ二分できるが，工学系の専門基礎科目の一つである「医用材料工学」には45時間の履修が課せられている。臨床工学技士の業務が体外循環操作，カテーテル検査，医用機器の安全管理など，多種多様な医用材料にかかわることから考えても重要な教科であり，国家試験を目指す学生にも，資格取得後の臨床工学技士にとっても「医用材料工学」には十分習得していただきたい内容が数多く含まれている。

　医用材料や生体材料を取り扱った書籍は多く見られるが，それらの内容はすでに大学の基礎（教養）課程において化学の基礎を学んだ読者が対象であり，高校から進学したばかりの学生には系統的な理解が困難な内容も少なくない。また，臨床工学技士を目指す学生達の高校在学時の化学Ⅰ，Ⅱの履修状況や臨床工学技士養成校や大学における化学教育の時間配分を鑑みると，医用材料工学を学習するに最低限の「化学のまとめ」を章として整理しておくことが重要と考えた。そこで，本書では7章「医用材料の基礎」として掲載することで，今までにない臨床工学技士養成のための教科書ができたと思っている。

　1章から3章は「実際の臨床工学技士の業務に関連する材料」を中心に取り上げ，整理し，関連する基本的な内容を7章にリンクさせ，理解を深められるように心掛けた。4章はいまだ不明な部分が多く，それゆえ難解である「医用材料と生体との相互作用」をできるだけ平易に説明できるよう紙面をさいた。

　5章の「医用材料の滅菌」は臨床医学総論の中で「滅菌消毒学」として取り上げられているので，原理を概説するにとどめ，各材料に対する滅菌法は付録

中に記した。

　6章の「医用材料の安全性評価」では「医療用具の製造（輸入）承認申請に必要な生物学的試験のガイドライン」を中心に，各種試験法を医療機器の分類と関連付けながら概説した。

　7章は2章の医用材料の種類と対応できるよう構成した。高等学校化学Ⅰ，Ⅱおよび化学の基本項目から医用材料を学ぶために重要と思われる最小限の内容を掲載した。すでに，化学の基礎を習熟している学生は本章を割愛し，1章から6章までの各項目で参照を勧めている箇所のみ7章を使用すると効果的な学習ができるであろう。

　本書の特色の最後の一つは，第1回目から現在までの臨床工学技士国家試験過去問題および解答と解説（医用材料分野）をインターネット上（https://www.coronasha.co.jp/static/07112/07112.htm）に掲載することである。本文の関連箇所を繰り返し学習していく間に教科書の中から「医用材料とは何たるか」を学び取る力を自ら培っていただければ幸いである。

　2006年1月

堀　内　　　孝
村　林　　　俊

初版第14刷にあたって

　初版第1刷の発行から14年が経過し，この間にISO 10993-1：2018およびJIS T 0993-1との整合が進み，米国食品安全管理局（FDA）発出の生物学的安全性評価指針とも差異がほとんどなくなった。そこで今回の版では，「6.4 生物学的試験」の内容を更新した。

　2020年11月

堀　内　　　孝
村　林　　　俊

目　　　次

1　臨床工学技士と医用材料

1.1　医用材料の種類と分類 ………………………………………………… 1
1.2　医用材料の備えるべき条件 …………………………………………… 4
1.3　ま　と　め …………………………………………………………… 6
引用・参考文献 ……………………………………………………………… 7

2　医用材料の種類

2.1　医用金属材料 …………………………………………………………… 8
　　2.1.1　ステンレス鋼 ………………………………………………… 9
　　2.1.2　コバルトクロム合金 ………………………………………… 10
　　2.1.3　チタンおよびチタン合金 …………………………………… 10
　　2.1.4　貴金属合金 …………………………………………………… 10
2.2　医用無機材料（バイオセラミックス） …………………………… 11
　　2.2.1　アルミナ ……………………………………………………… 12
　　2.2.2　ジルコニア …………………………………………………… 12
　　2.2.3　カーボン ……………………………………………………… 12
　　2.2.4　ヒドロキシアパタイト ……………………………………… 12
　　2.2.5　リン酸カルシウム系ガラス ………………………………… 13
2.3　医用高分子材料 ……………………………………………………… 13
　　2.3.1　シリコーン …………………………………………………… 15
　　2.3.2　ポリアミド …………………………………………………… 16
　　2.3.3　ポリウレタン ………………………………………………… 16
　　2.3.4　ポリ塩化ビニル ……………………………………………… 17

2.3.5　ポリエステル ………………………………………………… 17
　　2.3.6　ポリエチレン …………………………………………………… 18
　　2.3.7　ポリプロピレン ………………………………………………… 19
　　2.3.8　ポリメタクリル酸メチル ……………………………………… 19
　　2.3.9　ポリメタクリル酸-2-ヒドロキシエチル ……………………… 20
　　2.3.10　ポリテトラフルオロエチレン ………………………………… 21
　2.4　生体由来医用材料 …………………………………………………… 21
　　2.4.1　コラーゲン ……………………………………………………… 22
　　2.4.2　ゼラチン ………………………………………………………… 23
　　2.4.3　キチン・キトサン ……………………………………………… 24
　2.5　ま　と　め …………………………………………………………… 24
引用・参考文献 ……………………………………………………………… 26

3　医用材料の応用

　3.1　非観血的組織代替材料 ……………………………………………… 27
　　3.1.1　軟組織代替材料 ………………………………………………… 27
　　3.1.2　硬組織代替材料 ………………………………………………… 32
　3.2　観血的組織代替材料 ………………………………………………… 36
　　3.2.1　人工血管 ………………………………………………………… 36
　　3.2.2　ステント ………………………………………………………… 39
　　3.2.3　人　工　弁 ……………………………………………………… 40
　　3.2.4　人工心臓・補助心臓 …………………………………………… 42
　3.3　体外循環治療用材料 ………………………………………………… 46
　　3.3.1　人 工 腎 臓 ……………………………………………………… 46
　　3.3.2　アフェレシス療法 ……………………………………………… 49
　　3.3.3　人　工　肺 ……………………………………………………… 53
　　3.3.4　補助循環装置 …………………………………………………… 55

3.4	インタフェース材料	56
	3.4.1　カテーテル	56
	3.4.2　血液回路	57
	3.4.3　スキンボタン	58
	3.4.4　ブラッドアクセス用シャント	58
3.5	ま　と　め	59
引用・参考文献		61

4　材料・生体相互作用と医用材料の生体適合性

4.1	材料と生体の相互作用とは	62
4.2	血漿タンパク質の材料表面への吸着	64
	4.2.1　吸着タンパク質の脱着・交換	65
	4.2.2　IgG の吸着配向性	66
	4.2.3　吸着タンパク質の多層化	67
	4.2.4　吸着タンパク質の構造変化	67
4.3	血栓形成反応	68
4.4	補体活性化反応	78
4.5	アレルギー反応	80
4.6	炎　症　反　応	82
4.7	石　灰　化　反　応	86
4.8	癌　化　反　応	87
4.9	それぞれの反応の相互関連	88
4.10	材料-生体相互作用と生体適合性	89
4.11	ま　と　め	89
引用・参考文献		91

5 医用材料の滅菌

5.1 医用材料の滅菌と消毒・殺菌 …………………………………… 92
5.2 滅菌の定量的考え方 ……………………………………………… 93
5.3 高圧蒸気滅菌法 …………………………………………………… 95
5.4 エチレンオキサイドガス（EOG）滅菌法 ……………………… 95
5.5 放射線滅菌法 ……………………………………………………… 96
5.6 ま と め …………………………………………………………… 97
引用・参考文献 ………………………………………………………… 98

6 医用材料の安全性評価

6.1 医療機器および医用材料の安全性規格と試験法 ……………… 99
6.2 物 性 試 験 ……………………………………………………… 100
   6.2.1 弾　　性 …………………………………………………… 101
   6.2.2 延　　性 …………………………………………………… 102
   6.2.3 圧縮強さ …………………………………………………… 102
   6.2.4 靭性（衝撃強さ）と脆性 ………………………………… 103
   6.2.5 硬　　さ …………………………………………………… 103
6.3 化 学 的 試 験 …………………………………………………… 103
6.4 生物学的試験 ……………………………………………………… 103
6.5 ま と め …………………………………………………………… 109
引用・参考文献 ………………………………………………………… 110

7 医用材料の基礎

- 7.1 原子の結合と材料 ……………………………………………… *111*
  - 7.1.1 原子の構造と元素周期表 ………………………………… *112*
  - 7.1.2 電子の軌道と配置 ………………………………………… *113*
  - 7.1.3 電子式（最外殻電子の表記法）………………………… *118*
  - 7.1.4 一次的結合 ………………………………………………… *119*
  - 7.1.5 二次的結合（分子間に働く引力）……………………… *123*
- 7.2 金 属 材 料 …………………………………………………… *126*
  - 7.2.1 金属の構造 ………………………………………………… *126*
  - 7.2.2 金属の性質 ………………………………………………… *127*
  - 7.2.3 金属材料の種類と性質 …………………………………… *130*
- 7.3 無 機 材 料 …………………………………………………… *134*
  - 7.3.1 無機材料の構造 …………………………………………… *134*
  - 7.3.2 無機材料の種類と性質 …………………………………… *135*
- 7.4 有 機 材 料 …………………………………………………… *141*
  - 7.4.1 有機化合物の構造 ………………………………………… *142*
  - 7.4.2 高分子の合成と高分子材料 ……………………………… *149*
  - 7.4.3 天然高分子材料 …………………………………………… *157*
  - 7.4.4 高分子材料の性質 ………………………………………… *162*
- 7.5 ま と め ……………………………………………………… *166*
- 引用・参考文献 …………………………………………………… *169*

付　　　録 ………………………………………………………… *170*
索　　　引 ………………………………………………………… *176*

1 臨床工学技士と医用材料

　材料工学とはあらゆる生活,文化,産業の基礎となっている材料の性質を学び,目的に応じた材料の作成と適切な使い方を修得する分野である。普段身のまわりにある生活必需品からハイテク材料まで各材料はニーズに合った諸性質を満たしており,身近な材料からさまざまな物理的,化学的現象を学習することもできる。一般的に材料の選択は,機能性はもちろんのこと加工・成形性,経済性などの多角的な立場から行われる。医療においても多くの材料が合目的に選ばれ,用いられている。その適用の範囲は広く,実際血液に接触する材料や体内に埋め込む材料だけでなく,配管用材料,医療用機器の部品材料など多岐にわたっている。その中で,生体や生体からのサンプル(例えば,血液)と接触して用いられる材料を,医用材料と呼んでいる。

　臨床工学技士が携わる一般業務の多くは,透析や人工心肺など体外循環操作に関係するものである。実際の体外循環操作に用いられている材料はどのようなものなのか,なぜそのような材料が選択され,どのように使用されているのか,また材料使用時に起こりうる変化はどのようなものかを十分理解しておくと,安全な操作につながるばかりでなく,より高度な医療のニーズに応ずることができる。

1.1 医用材料の種類と分類

　医用材料の種類を系統的に分類することは,一つひとつの材料の機能や性質,使用例を逐一学習するよりも効果的であり,広い分野を把握するために重

要である。機能面による分類を**表1.1**，使用部位による分類を**表1.2**，また一般的な物性による分類を**表1.3**に示す。

　構造材料は形を保持するために使用される材料で，人間の体や体の一部を支える人工骨，人工歯根，人工関節などが挙げられる。体内に埋入されるそれらの材料は，想定される最大荷重や繰返し応力に十分耐えられることと同時に生体適合性がよく，毒性，発癌性のないもの，埋入後物性変化を起こしにくいものでなければならない（4章参照）。

表1.1 医用材料の機能面からの分類

構　造　的	人工骨，人工歯，人工歯根，人工血管，人工乳房，人工関節（骨幹部）
機　械　的	人工弁，人工心臓，人工関節（摺動部），人工靱帯
光　学　的	コンタクトレンズ，眼内レンズ
物質輸送的	人工腎臓，プラズマフェレシス，人工肺
化学反応的	接着剤，骨セメント

表1.2 医用材料の使用部位による分類

埋植用材料	非観血的組織代替材料（血液と接触しない）	軟組織代替材料	眼内レンズ，人工乳房，人工皮膚，人工靱帯，人工陰茎など
		硬組織代替材料	人工骨，人工関節，人工歯根など
	観血的組織代替材料（血液と接触する）		人工血管，ステント，人工弁，人工心臓・補助心臓など
体外循環治療用材料			人工腎臓（透析膜，血液濾過膜など） アフェレシス（血漿分離膜，血漿成分分分離膜，白血球除去など） 人工肺（膜型人工肺），補助循環など
インタフェース材料			カテーテル，血液回路，スキンボタン，シャントなど

表1.3 医用材料の物性からの分類

金属材料 (2.1節，7.2節参照)	加工しやすい 腐食を受けやすい
無機材料 (2.2節，7.3節参照)	腐食を受けない（安定である） 硬い 加工しにくい
有機材料 (2.3節，7.4節参照)	加工・成形しやすい 多種類，多機能

血液と直接接する人工弁の材料は繰り返し衝撃力に耐え，心臓の吐出圧によって十分開閉できる重量で抗血栓性を有するものが必要条件である。拍動型人工心臓の血液ポンプ部では人工弁と同じく抗血栓性(けっせん)が求められるのみならず，弾性体として機能しなくてはならない。人工関節摺動部(しゅうどう)は可動性や耐摩耗性など機械的性質が求められるが，その骨幹部（ステム）は骨組織との力学的性質のマッチング（調和）が必要で構造的分類に含まれる。装着用の軟組織代替材料の代表的なものとしてコンタクトレンズがあるが，透明であること，生体適合性がよく，成形性に優れていることが条件である。眼内レンズはコンタクトレンズ同様，光学的性質が重要であるが体表面には露出しておらず，眼球の中に挿入し使用される。

　物質交換用材料，ガス交換用材料は透析用膜，人工肺用膜に代表されるように，溶質やガス透過性といった高次の機能と同時に，適度な耐圧性と成形性が必要である。これらの材料の用途では，血液と直接接触する面積が大きいため，溶出物が毒性を示さないこと，血液成分への損傷が少ないことなどが要求されている。

　機能面からの分類（表1.1）では人工弁と人工関節のように血液との接触を必要とするものとしないものが混在しているので，生体への，または生体からの作用を重要とする場合は表1.2に示す使用部位による分類が適当である。6章で記述した「医療用具の製造（輸入）承認申請に必要な生物学的試験のガイドライン」ではまさしくこの分類に則り，第1次評価9項目，補足的評価4項目をそれぞれの必要性に応じて課してある（6.3節参照）。本書も臨床工学技士の業務が治療の安全を第一とすることから，3章医用材料の応用ではこの分類に則り実際に使用されている医用材料の説明を行った。

　表1.3は材料物性による分類を示したもので，表1.1で示してある医用材料に求められる機能（物性）を有していれば，この分類の複数に属することもある。例えば，抗血栓性がよく無毒で，かつ機械的強度がよければ，人工弁としては無機材料のセラミックスでも合成高分子でも生体由来組織を利用することも可能である。材料を基本から捉えるためには重要な分類であり高校までの化

学でもその基本は学習しておりなじみ深い。したがって，本書も医用材料の種類として2章で医用金属材料，医用無機材料，医用高分子材料（有機材料）として特記すべき材料を紹介し，7章でその基礎を対応させて記載した。

一般に，金属材料は延性が高く，加工しやすいことや機械的強度が優れたものが多く，歯科材料やステント，人工弁の部品（弁輪部），手術器具，機械部品，一般構造材料として広く使用されている。腐食を受けること（受けにくい金属もある。7.2.2項参照），重いこと，高価なことなどが使用品目，目的を制限する要因である。

代表的な無機材料のセラミックスは広義には陶磁器やガラスなどを含める。現在では各種センサなどの先端技術材料まで幅広く使用されており，組み合わせる元素の種類と比率でさまざまな結晶構造や特性を発揮することが可能である。一般的に腐食を受け難く，硬く，不燃性であるが成形性はほかの材料に劣る。医用材料としては人工骨，人工関節用の材料として使用されている。

有機材料はプラスチックやゴムなど生活必需品において汎用されているが，各種高分子膜などの高次機能を発揮するものも多い。合成高分子のように原油から得られる原料を用いることもできるので，大量に安価に製品をつくることができる。成形性がよく，腐食を受けない。生体由来材料もこの分類に含まれ，代表的なものにコラーゲンのようなタンパク質やウシの心嚢膜のような生体組織などが用いられている。

1.2 医用材料の備えるべき条件

医用材料の中で特に，生体と直接接触する部位に使用しなければならない材料はどのような条件を備えるべきであろうか。**表1.4**にその条件を列挙した。目的とする機能を十分に発揮する（**医用機能性**）ことは，最も大切な条件であり，材料物性が適切でなくてはならない。透明なコンタクトレンズ，水や溶質を透過させる透析膜，ガス透過性のよい人工肺，硬い人工骨，耐摩耗性に優れた人工関節。それらの物性は分子の組成や構造，集合状態によって説明できることが多い（2章，7章参照）。

1.2 医用材料の備えるべき条件

表1.4 医用材料の備えるべき条件 [1],[2]†

1) 機能面からの条件	目的とする機能を満足すること
2) 材料固有の条件	a) 医療用としての再現性をもつこと b) 加工性，成形性が適切であること c) 物性，耐疲労性が適切であること d) 消毒，滅菌が可能なこと
3) 生体から材料への作用	生体内劣化（生分解性）が適切であること
4) 材料から生体への作用	a) 生体に毒性のないこと b) 生体への刺激性，炎症惹起性が適切であること c) 血液成分を破壊，変性しないこと d) 血栓をつくらないこと（ただし，血栓形成が合目的な材料もある。例：人工血管） e) 発癌性，催奇性などのないこと

　機能性だけ満たしていれば十分であろうか。加工性に優れたものでなければ十分に機能を示すことは困難である。医療現場で手にする材料はすでに製品としての成形品であるが，成形品となる過程には加工のしやすさが材料選択条件となっている。例えば，機械的強度が優れていても，硬すぎて加工できないのでは製品として適切とはいい難い。加工のしやすさも，材料の一般的性質と密接な関係があり体系的に理解しておくと便利である（7章参照）。例えば，セラミックスは硬くてもろいので，切削加工は不向きである。

　材料を使用する前には感染を防止するため滅菌ができなくてはならない。滅菌は，材料に付着している雑菌を加熱，薬品，ガンマ線，電子線などの手段で死滅させることを目的とするが，その操作により材料の機能自身に影響を及ぼさないことが大切である。熱変性の起こしやすさ，薬品との反応しやすさなど材料の一般的性質を理解しておくとたいへん役に立つ（5章参照）。

　これまでの条件は，医用材料を実際埋め込んだり，体外，体表で使用する前に留意すべき条件で，医療用以外の材料と共通するものが多い。実際の使用では医用材料の備えるべき条件としては生体と材料の相互作用を考慮しなくてはならない。そこで，実際に起こりうる変化として材料側の変化（すなわち生体側から材料側への作用による材料の変化）と生体側の変化（すなわち，材料の

---

† 肩付き数字は，章末の引用・参考文献の番号を表す。

生体に及ぼす変化）について材料が備えるべき条件を挙げてみよう。ただし，多くの場合はその両方が同時に起こっている（4章参照）。

　生体から材料への作用の代表例には，血液と材料接触時にみられる血小板，白血球の付着や，体液中のタンパクのコンタクトレンズ上への吸着などが挙げられる。さらに，材料の劣化，分解が生じることもある。なぜ，そのようなことが起きるのか。どうすれば，作用を抑えることができるのか。

　一方，材料から生体への作用は，材料からの溶出物や表面性状によって引き起こされることが多いとされ，生体に害のないこと，生体への刺激性，炎症惹起性が十分に低いこと，血球成分を破壊，変性しないこと，血栓を形成しないこと，発癌性，催奇形性のないことが条件とされている。

　このように生体と材料との相互作用が生体に悪影響を与えず，さらに，その材料の使用目的を損なわないことが重要である。その性質を**生体適合性**といい，医用材料の使用においてきわめて重要な条件である。

1.3　ま　と　め

医用材料の分類

① 医用材料の機能面からの分類（表1.1参照）
　　物理的機能（構造的機能，機械的機能，光学的機能）
　　化学的機能（物質輸送の機能，化学反応的機能）

② 医用材料の使用部位による分類（表1.2参照）
　　埋植用材料
　　　非観血的組織代替用材料（軟組織代替材料，硬組織代替材料）
　　　観血的組織代替用材料
　　体外循環治療用材料
　　インタフェース用材料

③ 医用材料の物性からの分類（表1.3参照）
　　金 属 材 料……加工しやすい，腐食を受けやすい
　　無 機 材 料……腐食を受けない，硬い，加工しにくい

有機材料……加工・成形しやすい，多種類，多機能
④　医用材料の備えるべき条件（表1.4参照）
　　機能面からの条件（医用機能性）
　　材料固有の条件（可再現性，加工性，適度な物性，耐疲労性，可滅菌性）
　　生体から材料への作用（適切な生体内劣化）
　　材料から生体への作用（無毒性，無炎症惹起性，非破壊性，非変形性，抗血栓性，発癌性・催奇性がないこと）

引用・参考文献

1) 桜井清久：化学の領域増刊 135 号，バイオマテリアルサイエンス，第 1 章，南江堂
2) 桜井清久：臨床工学技士指定講習会テキスト，改訂第 2 版，p.181，財団法人医療機器センター

2 医用材料の種類

本章では医用材料として用いられている**金属材料，無機材料，有機材料**（高分子材料および生体由来材料）を概略し，その材料が実際にどのような用途に使われているか述べる。各材料の一般的性質と製造法は 7 章に記載してあるので，併せて学習すれば効果的である。

2.1 医用金属材料

金属材料の医療への応用はたいへん歴史が古く，ヒポクラテスは骨折の治療に金のワイヤを使っていたといわれている。金属は，適度な硬さを有し，加工がしやすく機械的強度が優れているため，金以外にもいろいろな金属材料が用いられてきた（**表 2.1**）。

しかし，安全な医用材料として使用するためには，生体内において安定で，錆びたりしないこと，つまり耐食性に優れていることが必要となる（7.2.2 項

表 2.1　医学史における金属材料の変遷

B.C.2500 年頃	金による歯科治療
ギリシャ時代	金線による骨折修復
16 世紀	金板による口蓋破裂の修復
17 世紀	金，鉄，青銅による裂傷の縫合
19 世紀	ニッケルメッキ鋼による骨折治療部，銀アマルガムの歯科応用
1920 年代	バナジウム鋼，ステンレス鋼の医療応用
1930 年代	Co-Cr 合金の医療応用
1950 年代	Ti, Ti 合金の医療応用

〔1〕参照)。腐食は機械的性質の劣化をもたらすだけでなく,生じた遊離イオンは生体反応に影響を与え,生体適合性の見地からも好ましくない (7.2.2項〔3〕参照)。

現在,医用金属材料として求められている条件は,1) 十分な機械強度,2) 適度な加工性,3) 耐食性,であり,**表2.2**に示す材料が人工関節など機械的強度が要求される応用に用いられている (**表2.3**)。

表 2.2　おもな医用金属材料

ステンレス鋼
コバルトクロム合金（バイタリウム®†）
チタンおよびチタン合金
貴金属合金

表 2.3　医用金属材料の応用

硬組織埋植用	人工関節,骨折固定材（ボーンプレート,ボーンスクリュー）
軟組織埋植用	人工心臓のハウジング,手術用具
循環血液接触用	注射針,人工弁の弁座,ステント,連続流型人工心臓
歯科用	歯冠（クラウン）,ブリッジ,インレー,人工歯根

2.1.1　ステンレス鋼 (7.2.3項〔1〕および表7.8参照)

鉄にクロムを12％以上添加した合金特殊鋼の総称である (表7.6参照)。クロムは酸化されやすく,その酸化により生じた酸化クロムが表面に不動態被膜と呼ばれる安定な被膜を形成し,内部の腐食を防止する (表7.5参照)。この被膜は傷などにより破壊されても,その表面上に新たな不動態被膜を形成し,耐食性が維持される。ステンレス鋼には,用途によりニッケルやモリブデンなどさまざまな元素が添加された多くの種類がある。

医用材料として用いられているのは,クロム含有率が16％以上で,モリブデンを含む SUS 316 L である。L とは low carbon を意味し,つまり炭素を減らしたものであり,耐食性を向上させている。また,モリブデン添加により耐食性がさらに向上し,生体内においても安全な材料となっている。クロム含有

---

† ®は登録商標であることを示し,その商品名の初出箇所に記載した。

量の多いSUS 317も一部，用いられている。また，SUS 304は生体内における耐食性には不十分であるが，注射針や医療器具には広く用いられている。

2.1.2 コバルトクロム合金 (7.2.3項〔2〕(a) および表7.6参照)

バイタリウムという商品名で知られている金属材料である。コバルトとクロムを主成分とし，ステンレス鋼と同様に酸化クロムが不動態被膜を形成し，耐食性に優れている。鋳造用（Hynes 21；HS-21）と加工用（HS-25）の2種類がある。鋳造用ではモリブデンが添加され，人工関節に用いられている。加工用にはモリブデンの代わりにタングステンやニッケルが添加され加工性を向上させている。

2.1.3 チタンおよびチタン合金 (7.2.3項〔2〕(b) 参照)

チタンは，金属の中では新しい材料である。耐食性がよく，比強度（強さ/比重）が大きいことから，航空宇宙関係の材料として研究が進められ，アルミニウムとバナジウムを添加したチタン合金（Ti-6 Al-4 V）が，耐食性と強度にともに優れた材料として開発された。医用材料としても，このチタン合金が主に用いられている。チタンは酸素と非常に反応しやすく，真空中やアルゴンなどの不活性ガス中で加工することが必要である。酸素とのチタンの反応性が，実用化が遅れた大きな理由であるが，酸素との反応により生じた酸化チタン被膜は，表面に非常に緻密な不動態被膜を形成するため，生体内においても耐食性は非常に高い。また，生体適合性にも優れていること，比重がステンレス鋼やコバルトクロム合金の約半分と軽量であることなど，その利点は多いため，医用金属材料として広く用いられている。

2.1.4 貴金属合金 (7.2.3項〔2〕(c) 参照)

金や白金などのいわゆる貴金属は化学的に安定であり耐食性に優れているが，純金属では強度が十分でないため，用途に合わせた合金として用いられている。ただし，高価であるため，そのおもな用途は歯科領域に限られている。

2.2 医用無機材料（バイオセラミックス）

　無機材料は，有機化合物以外の化合物からつくられる材料を称し，成形や焼結などの工程により得られる固体無機材料をセラミックスと呼ぶ。医用材料として用いられる無機材料は，そのほとんどが固体材料であるため**バイオセラミックス**と呼ばれることが多い。**表2.4**に示したように，生体における無機化合物を主成分とする組織，すなわち骨や歯の部位に多く用いられている。バイオセラミックスは，骨組織に埋植された場合の反応性の違いにより，生体活性（バイオアクティブ）材料と，生体不活性（バイオイナート）材料とに分類されている（**表2.5**）。

表 2.4 バイオセラミックスの応用

硬組織埋植用	人工関節，人工骨頭，人工骨，人工歯根，骨接合用材料（ボーンスクリューなど）
循環血液接触用	人工弁のディスク，リーフレット
歯科用	義歯など

表 2.5 おもなバイオセラミックス

骨との反応性	物質名	化学式または組成式
生体不活性 （バイオイナート）	アルミナ ジルコニア カーボン	Al_2O_3 ZrO_2 C
生体活性 （バイオアクティブ）	ヒドロキシアパタイト リン酸カルシウム系ガラス バイオガラス® A-W結晶化ガラス	$Ca_{10}(PO_4)_6(OH)_2$ $SiO_2\text{-}Na_2O\text{-}CaO\text{-}P_2O_5$ $SiO_2\text{-}CaO\text{-}MgO\text{-}P_2O_5$

　リン酸カルシウム系の材料は骨組織の生成を促進すると同時に，新生骨組織との間で化学的結合を形成することができるため，**生体活性材料**と呼んでいる。一方，アルミナなどは骨組織と結合せず，生体内で分解することもないため，この種の材料を**生体不活性材料**と呼ばれている。無機材料は圧縮強度に優れているが，もろい材料が多く，金属材料の表面にコーティングして用いられる場合も多い。

2.2.1 アルミナ (7.3.2項〔1〕参照)

酸化アルミニウム Al_2O_3 の一般的名称であり，天然に産出するルビーやサファイヤはアルミナの単結晶体である。医用材料として用いるアルミナは，焼結により形成した材料であり，微少な結晶の集合体，すなわち多結晶体である。アルミナは硬く，高強度であり，耐摩耗性が高く，また耐食性にも優れており，生体内においても非常に安定な材料である。そのため骨接合用材料や人工関節などの荷重部位などに用いられている。

2.2.2 ジルコニア (7.3.2項〔2〕参照)

アルミナと同様に，硬さ，力学的強度，耐摩耗性，耐食性に優れた特性を有している。また，曲強度においてはアルミナより優れているため，今後，期待されているバイオセラミックスと考えられている。

2.2.3 カーボン (7.3.2項〔2〕参照)

無機材料は非有機化合物，すなわち非炭素化合物からつくられるが，炭素（カーボン）のみからなる材料は無機材料となる。メタンなどの炭化水素を不活性ガス中において熱分解することによりつくられる熱分解性カーボン（商品名：パイロライト）は，抗血栓性，耐摩耗性に優れており，人工心臓弁の可動部分（ディスク，リーフレット）などに用いられている。

2.2.4 ヒドロキシアパタイト (7.3.2項〔4〕，〔5〕参照)

アパタイトとは，$M_{10}(ZO_4)_6X_2$ の組成式で表される鉱物の総称である。ヒドロキシアパタイトは，Mとしてカルシウムが，Zとしてリンが，そしてXとして水酸基が入ったものであり，水酸アパタイトともヒドロキシアパタイトとも呼ばれる。カルシウム塩とリン酸塩を反応させて合成し，焼成により形成した焼結多結晶体である。骨を構成する無機物の主成分はヒドロキシアパタイトであるため，骨組織内に医用ヒドロキシアパタイトを埋植すると，新生骨と結合し一体化する。その優れた生体親和性のため，人工骨として広く使われてい

る。人工関節や人工歯根への応用には機械的強度が不十分であるため、チタン合金などの表面にコーティングされて用いられている。

2.2.5　リン酸カルシウム系ガラス（7.3.2項〔6〕参照）

ガラスとは，液体を結晶化させることなく冷却し，その粘度が固体と同程度になった非晶質（無定形）状態をいう。日常で用いるガラスは，ケイ酸を主成分とし，アルカリ金属塩やアルカリ土類金属塩を加えたものである。医用材料として用いられているリン酸カルシウム系ガラスは，ケイ酸系ガラスにカルシウムとリンを大量に加えたガラスであり，バイオガラスと A-W 結晶化ガラスがある。バイオガラスは，骨親和性に優れたガラスとして開発されたが，人工骨や人工歯根への応用には，強度が十分でなく，金属表面の被覆材として用いることが多い。A-W 結晶化ガラスは，ガラス内にアパタイト（A）とウォラストナイト（W）の微小結晶を析出させたものであり，機械強度と骨結合性に優れており，人工骨として広く用いられている。

2.3　医用高分子材料

高分子材料とは，分子量が大きな化合物（一般に分子量1万以上）からなる材料の総称であり，セルロース，キチン，タンパク質などの**天然高分子**と，ポリエチレンやポリ塩化ビニルなどの**合成高分子**とに分類される。高分子を構成している基本単位を**モノマー**（monomer，単量体）と呼び，モノマーが化学結合により多数連結し，高分子体を構成している。モノマーの連結反応を重合と呼び，生成した重合体を**ポリマー**（polymer）と称している。モノ（mono）とは一つを，ポリ（poly）は多数を，マー（mer）とは単位を意味している。一種類のモノマーが重合した場合はホモポリマー（単独重合体）といい，そのモノマー名の前にポリ（poly-）をつけると，高分子の名前となる。例えば，エチレンが重合してポリエチレンとなり，塩化ビニルの重合体はポリ塩化ビニルと呼ばれる。2種類以上のモノマーが重合してできた高分子の場合には，コポリマー（共重合体，co-polymer の co- は共を意味する）という。

例えばエチレンと酢酸ビニルが重合すれば，生成した高分子はエチレン酢酸ビニル共重合体と呼ばれる。

高分子材料には，液状のもの，ゴムのような弾性のあるもの，柔らかいものや硬いものなど，多種多様な性質をもつものがあり，医用材料としてさまざまな用途に用いられている。代表的な医用合成高分子材料とおもな用途を，**表2.6**にまとめた。それらの一般的性質および合成法については，7.4.3項を参照してほしい。なお，天然高分子材料については，2.4節において述べる。

高分子材料において注意しなければならないことは，**表2.7**にまとめた副資

表2.6 おもな医用高分子とその用途

シリコーン	軟組織インプラント，硬組織インプラント，膜型人工肺，カテーテル，カニューレ，ドレーン，シャントチューブ
ポリアミド（ナイロン）	縫合糸，創傷被覆材
ポリウレタン	大動脈バルーン，人工心臓，ペースメーカリード線被覆，中空糸型血液浄化器接着部，カテーテル
ポリ塩化ビニル	カテーテル，血液回路，輸血・輸液バッグ，ドレーン
ポリエステル	縫合糸，人工血管，人工靱帯，外科用パッチ
ポリエチレン	人工関節臼蓋，血漿分離膜，子宮内避妊用具（IUD）
ポリプロピレン	縫合糸，注射器，パッチ，人工靱帯，人工水晶体支持部，人工肺
ポリメタクリル酸メチル	骨セメント，人工腎臓，眼内レンズ，コンタクトレンズ，歯科用コンポジットレジン
ポリメタクリル酸-2-ヒドロキシエチル	コンタクトレンズ，吸着材被覆，カテーテル被覆
ポリテトラフルオロエチレン（テフロン）	人工血管，縫合糸，外科用パッチ，カテーテル

表2.7 高分子材料の副資材

添加剤 （特性の改良）	強化剤 （機械的強度の向上）
可塑剤	ガラス球
安定剤（熱，光，酸化）	ガラス繊維
充填剤	グラファイト
硬化剤（加硫，橋かけ）	ホイスカー
帯電防止剤	シリカ粉末
難燃剤	
着色剤	
発砲剤	

材を混入させている場合が多いことである。副資材を添加する目的は，特性の改質や機械的強度の向上であるが，その副資材の程度により材料の性質は大きく異なることを認識する必要がある。また，それらの物質は分子量が小さいものも多いため，溶け出して生体に作用することもあり，安全性や生体適合性に影響を与えることも忘れてはいけない。

2.3.1 シリコーン（7.4.2項〔2〕(d) 参照）

メチル基が2個結合したケイ素原子と酸素が交互に結合した重合体である。正式名は，ポリジメチルシロキサンであるが，**シリコーン**（silicone）と一般に呼ばれている。なお，シリコンはケイ素元素の名称であり，区別が必要である。

シリコーンはオイル状とゴム状のものがある。オイル状では**人工硝子体**（がらす）や潤滑油として用いられるが，医用材料としての応用はシリコーンゴムが中心である。7章において詳しく述べるが，ゴムとなるためには，高分子鎖セグメントの激しい運動と高分子間の結合が必要である。ポリジメチルシロキサンでは，メチル基の一部をエチレン基で置き換え，架橋反応により分子間結合をつくっている。ポリジメチルシロキサンのみでは非常に柔らかいシリコーンゴムとなるため，強化剤として酸化ケイ素（シリカ，SiO_2）が加えられている。

シリコーンゴムは生体内において非常に安定な材料であり，また強化剤の添加量によりその応用に適した柔らかさの材料を提供できる。そのため医用材料としての応用範囲は広く，カテーテルなどのチューブ類，軟組織インプラント，人工指関節，代用骨・軟骨などの硬組織インプラントなどにわたっている。また，酸素透過性に優れており，膜型人工肺のガス交換膜としても用いられている。

$$\begin{array}{c} CH_3 \\ | \\ -\!\!\!\!-\!\!Si-O-\!\!\!\!- \\ | \\ CH_3 \end{array}\Big]_n$$

シリコーンの構造式

2.3.2 ポリアミド (7.4.2項〔2〕(b) 参照)

ポリアミド（polyamide，ナイロン）はアミド結合により形成された高分子であり，初めて開発に成功したデュポン社の製品名であるナイロンが一般名となっている。最も一般的なナイロン66は，アジピン酸とヘキサメチレンジアミンの縮合反応により合成される。それぞれの炭素数から66と命名されている。絹の代用品として開発されたものであり，繊維として優れた性質をもっており縫合糸などに使われているが，生体内においては劣化しやすく，また組織反応性が比較的強いため，その適応は限られている。

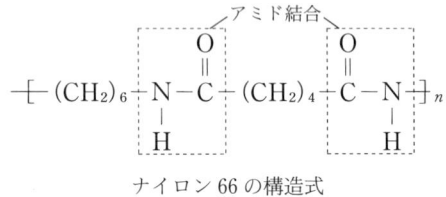

ナイロン66の構造式

2.3.3 ポリウレタン (7.4.2項〔4〕参照)

ポリウレタン（polyurethane，**PU**）はポリオール（1分子中に水酸基（-OH）が複数あるもので，普通は二つのジオール）とポリイソシアネート（1分子中にイソシアネート基（-NCO）が複数あるもので，普通は二つのジイソシアネート）との反応で生じるウレタン結合により形成された高分子である。ポリオールとポリイソシアネートの選択により，ゴムから硬いものまで多種多様なものがある。

つぎに示す構造式は，代表的なポリウレタンゴムを示している。ポリエーテル部分とウレタン部分がまとまった集団として連結されているため，セグメント化ポリウレタンとも呼ばれている。ポリエーテル部分はソフトセグメントと呼ばれ激しく運動できるのに対し，分子間凝集を生じるウレタン部分はハードセグメントと呼ばれ，分子間の結合のように作用するため，ゴムの性質が発揮される。しかし，一般のゴムのように分子間の架橋結合がないため，溶媒に溶かすことが可能である。ポリウレタンゴムは強度・耐久性に優れたゴムであ

り，さらに溶液となるため膜状に成形することが容易である。そのためバルーンカテーテルや人工心臓などに多く用いられている。また，硬化型のポリウレタンは，人工腎臓や血漿分離器などの中空糸固定材として用いられている。

$$\left[\left(OCH_2CH_2CH_2CH_2\right)_{(PTMG)} \underbrace{OCNH}_{O} - \underbrace{}_{} - CH_2 - \underbrace{}_{(MDI)} - NHC\right]_n$$

ジオール部分 ／ ジイソシアネート部分

セグメント化ポリウレタンの構造式

2.3.4 ポリ塩化ビニル（7.4.2項〔3〕(a) 参照）

ビニル化合物は，$CH_2=CHR$ と表すことができる化合物の一般名称である。Rとして塩素が結合したものが塩化ビニルであり，重合により**ポリ塩化ビニル**（polyvinylchloride，**PVC**）となる。ポリ塩化ビニルは，本来硬い材料であるが，可塑剤を加えて軟質化して用いることが多い。可塑剤として**フタル酸ジ-(2-)エチルヘキシル**（di-(2-)ethylhexyl phthalate，**DEHP**）が 30～40 wt%程度添加されている。医用材料としても，カテーテルや血液回路などのチューブ，輸液バッグなどに軟質化ポリ塩化ビニルが広く用いられている。

$$\left[\begin{array}{cc} H & H \\ | & | \\ -C-C- \\ | & | \\ H & Cl \end{array}\right]_n$$

ポリ塩化ビニルの構造式

2.3.5 ポリエステル（7.4.2項〔2〕(a) 参照）

ポリエステル（polyester）はエステル結合で連結された高分子の一般名であるが，テレフタル酸とエチレングリコールの縮合反応により合成されるポリエチレンテレフタレートが最も普及している。

ポリエチレンテレフタレート（polyethylene telephtalate，**PET**）は強度が大きく，吸水性が低く，耐薬品性にも優れた素材として，衣料品やプラスチック（例えばペットボトル）として広く用いられている。生体内においても安定であり，生体適合性にも優れているため，縫合糸，人工靭帯や人工血管などに用いられている。ポリエチレンテレフタレートは，ベンゼン環を有する芳香族ポリエステルであるため，エステル結合が加水分解されにくいが，ベンゼン環をもたない脂肪族ポリエステルでは，容易に加水分解されるため，一般素材としては実用化されなかった。しかし，**ポリグリコール酸**（polyglycolic acid，**PGA**）などの脂肪族ポリエステルが，その分解される性質を利用して，吸収性縫合糸として用いられている。

$$\left[OCH_2CH_2 \underset{\text{エステル結合}}{\underline{O-\underset{\|}{\underset{O}{C}}}} -\bigcirc- \underset{\|}{\underset{O}{C}} \right]_n$$

ポリエチレンテレフタレートの構造式

$$-\left[CH_2 - \underset{\|}{\underset{O}{C}} - O \right]_n -$$

ポリグリコール酸の構造式

2.3.6 ポリエチレン（7.4.2項〔3〕(a) 参照）

エチレンを重合して生成される最も簡単な基本構造をもつ高分子であるが，合成法によって異なった性質となる。高圧法で合成される**ポリエチレン**（polyethylene，**PE**）は枝分かれ構造（分岐）が多く，結晶構造が阻害されるため柔らかく低密度の構造となる。ポリエチレンフィルムなどとして一般に用いられている。

低圧法では，特殊な触媒を使い合成され，分岐がほとんどないポリエチレンが生成し，結晶度が高く高密度のポリエチレンとなる。高密度ポリエチレン

は，耐水性，耐食性や機械的強度に優れており，人工股関節の臼蓋部（ソケット部）などに用いられている。

$$\begin{array}{c} H \ H \\ | \ | \\ -\!\!\!\!\!+\!\!C\!-\!\!C\!\!+\!\!\!\!\!-_n \\ | \ | \\ H \ H \end{array}$$

ポリエチレンの構造式

2.3.7 ポリプロピレン（7.4.2項〔3〕(a)参照）

ポリプロピレン（polypropylene，**PP**）はポリエチレンの一つの水素をメチル基に置換した構造であり，低圧ポリエチレン合成法と同じような触媒を用いて合成される。結晶性が高い高分子材料であり，また軽くて，強く，靱性や耐食性も優れている。安価でもあるため，注射器やチューブなどのディスポーザブル製品として広く用いられているほか，延伸により微細な多孔質構造としたものは人工肺のガス交換膜として用いられている。強度を生かした糸としては，縫合糸，人工靱帯や人工水晶体支持部材料として用いられているなど，医用材料としての応用範囲は広い。

$$\begin{array}{c} H \ \ CH_3 \\ | \ \ \ | \\ -\!\!\!\!\!+\!\!C\!-\!\!C\!\!+\!\!\!\!\!-_n \\ | \ \ \ | \\ H \ \ H \end{array}$$

ポリプロピレンの構造式

2.3.8 ポリメタクリル酸メチル（7.4.2項〔3〕(b)参照）

ポリメタクリル酸メチル（polymethylmethacrylate，**PMMA**）は透明度の高いプラスチックであり，有機ガラスとも呼ばれている。その透明性を利用して，コンタクトレンズや人工水晶体として用いられている。単量体であるメタクリル酸メチルの重合は過酸化物などの開始剤により容易に行うことができるため，義歯床やインレーなどの歯科用レジンとして広く用いられている。また，人工関節の固定に用いる骨セメントとしても利用されている。さらに特殊

な合成法によって立体規則性を高めた PMMA は，血液透析膜として用いられている。

$$\mathrm{-\!\!\!\!\left[\begin{array}{c} H \\ | \\ C \\ | \\ H \end{array} \!\!-\!\! \begin{array}{c} CH_3 \\ | \\ C \\ | \\ C=O \\ | \\ O \\ | \\ CH_3 \end{array} \right]\!\!\!\!-}_n$$

ポリメタクリル酸メチルの構造式

2.3.9 ポリメタクリル酸-2-ヒドロキシエチル

ポリメタクリル酸-2-ヒドロキシエチル（poly-2-hydroxyethylmethacrylate, **PHEMA**）ポリメタクリル酸メチルのメチル基をエチルアルコールで置換した高分子である。水酸基があるため親水性となり，水を含んだゲル状態（ハイドロゲル）となることができる。ハイドロゲルは，柔らかい材料となり，酸素や物質透過性にも富んでいることより，コンタクトレンズとして普及した。

PHEMA はソフトコンタクトレンズに最初に利用された材料である。その後，いろいろなハイドロゲルが開発され，ソフトコンタクトレンズに用いられている。PHEMA は，また，血液浄化用吸着材の血液適合性向上のための表面被覆剤などに使われている。

$$\mathrm{-\!\!\!\!\left[\begin{array}{c} H \\ | \\ C \\ | \\ H \end{array} \!\!-\!\! \begin{array}{c} CH_3 \\ | \\ C \\ | \\ C=O \\ | \\ O \\ | \\ C_2H_4OH \end{array} \right]\!\!\!\!-}_n$$

ポリメタクリル酸-2-ヒドロキシエチルの構造式

2.3.10 ポリテトラフルオロエチレン（7.4.2項〔3〕(c) 参照）

ポリテトラフルオロエチレン（polytetrafluoroethylene, **PTFE**, テフロン）はポリエチレンの水素をすべてフッ素で置き換えたものであり，テトラとは四つを意味している．ポリ四フッ化エチレンという日本語表記も使われ，また，すべてを意味するパーを用い，ポリパーフルオロエチレンとも呼ばれるが，製品名のテフロンとしての名称が最も一般的である．化学的に非常に安定であり，通常の薬品に侵されることはなく，また耐熱性も高いため，乾熱滅菌，高圧蒸気滅菌，EOG 滅菌すべてが適応できる．しかし，放射線照射では酸素の存在により自己分解反応が進むため，放射線滅菌は禁物である．生体内においても非常に安定であり，非粘着性で溶出物もほとんどなく，生体適合性に優れている．延伸して微細な多孔質構造とした材料は，延伸性 PTFE (e-PTFE) と呼ばれ，人工血管や縫合糸などに用いられている．また，布，フェルト，メッシュ，テープ形状としても，外科用パッチや癒着防止膜として用いられている．

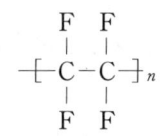

$$\mathrm{-\!\!\left[\!\!\begin{array}{c}F\\|\\C\\|\\F\end{array}\!\!-\!\!\begin{array}{c}F\\|\\C\\|\\F\end{array}\!\!\right]\!\!-}_n$$

ポリテトラフルオロエチレンの構造式

2.4 生体由来医用材料

生体由来材料（7.4.3項参照）は，動物やヒトの生体組織を用いる場合（**表 2.8**）と，組織の構成成分を抽出・精製して用いる場合（**表 2.9**）に大別できる．生体組織材料はそのままでは，抗原性を有することが多く，拒絶反応を生

表 2.8 生体組織由来医用材料

種	組 織	応 用
ヒ ト	胎盤静脈	人工血管
ブ タ	大動脈弁	人工弁
	皮 膚	創傷被覆材
ウ シ	心嚢膜	人工弁，パッチ

表 2.9 生体由来高分子材料

種類	由来	応用
コラーゲン	結合組織	創傷被覆材，薬物徐放用担体，止血材，縫合糸，軟組織埋植材
ゼラチン	結合組織	止血材，塞栓材，軟組織埋植材
キチン	甲殻類の殻	創傷被覆材

じてしまうため，なんらかの処理が必要である。また，生体組織の強度を増す目的も兼ねて，組織の構成成分（おもにコラーゲン繊維）を架橋結合して用いる。その架橋反応により，抗原性の発現部位が化学的に修飾され，生体組織の抗原性も抑えられるため，安全に使用することが可能となる。ヒト硬膜も使われていたが，プリオン汚染事故があって以来，現在は用いられていない。

2.4.1 コラーゲン (7.4.3 項〔1〕参照)

トロポコラーゲンと称されるコラーゲン分子（**図 2.1**）は，直径 15 Å（= 1.5 nm），長さ 3 000 Å（= 300 nm）の細長い棒状構造であり，分子量 10 万の 3 本のポリペプチドがより合わさっている。コラーゲン分子は集合し，細線維，線維，線維束という高次構造（**図 2.2**）を形成し，機械強度に優れた構造体として結合組織の主要タンパク質となっている。医用コラーゲンは，ウシ真皮などをペプシン処理し，テロペプチドと呼ばれるコラーゲンの末端部位を分解することにより可溶化して精製されたもので，アテロコラーゲンと呼ばれている。

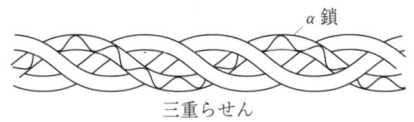

図 2.1 コラーゲン分子

コラーゲン分子の抗原性は，その大部分はテロペプチド部位に存在するため，ペプシン処理により可溶化したコラーゲンでは，抗原性が著しく低下し，実用上問題となっていない。また，ペプシン処理によりほかのタンパク質は分解されるため，非常に精製度の高いコラーゲンが得られている。コラーゲン

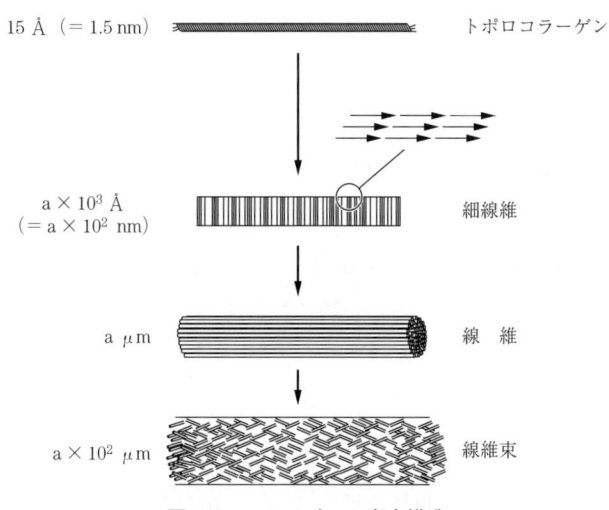

図 2.2　コラーゲンの高次構造

は，結合組織の主要成分であるため，軟組織埋植材として優れた特性を有している．溶液として軟組織注入材として用いられ，布状・スポンジ状として創傷被覆材などに用いられている．また，凝固因子や血小板を活性化する作用があるため，止血材として用いられている．さらに，最近注目されている再生医療における足場材料や薬物徐放用担体（DDS 材料）としても利用されている．

2.4.2　ゼ ラ チ ン

コラーゲンを水溶液中にて加温すると，三重構造が解けた状態となる．この

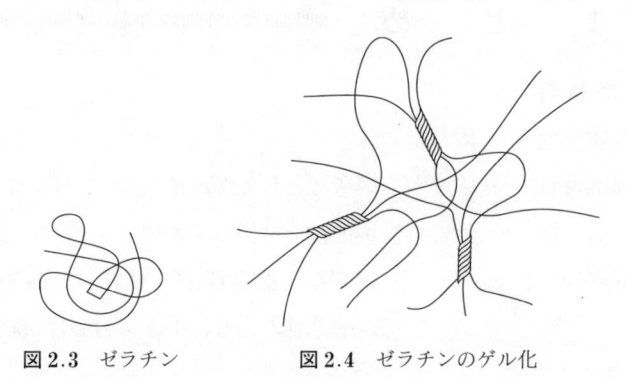

図 2.3　ゼラチン　　　図 2.4　ゼラチンのゲル化

コラーゲンの熱変性体がゼラチン（図2.3）である。ゼラチン溶液を低温に保つと、コラーゲン三重構造が部分的に再構築されるため、ハイドロゲルを容易につくることができる（図2.4）。ゼラチンは、止血材、軟組織埋植材や、癌治療のための塞栓材として用いられている。

2.4.3 キチン・キトサン（7.4.3項〔2〕参照）

キチンは、カニ、エビなどの甲殻類の殻や昆虫の甲皮などに含まれる多糖類である。セルロース構造を基本構造とし、セルロースの－OH が－NHCOCH$_3$ になったものである。その脱アセチル化物がキトサンである。キチンは創傷治癒促進効果が見出されており、創傷被覆材として用いられている。キチンとキトサンは生体吸収性材料であり、化学反応性に富む水酸基やアミノ基が存在するため、各種の誘導体を合成することが可能であり、今後、医用材料として有望な素材と考えられている。

キチン　　　　　キトサン　　　　セルロース

2.5 まとめ

医用金属材料

　　医用機能性 …… 限　定

　　機械的性質 …… 強度大：構造材として優れている

　　腐　食　性 …… 耐腐食性が優れた材料のみ使用

　　種類が限られている …… 安定な不動態膜形成材料（SUS 316 L，コバルトクロム合金，チタン合金），貴金属

用途が限られている …… 機械的強度が必要な用途

〔例〕 人工関節，骨固定材，歯科材料など

医用無機材料

　　医用機能性 …… 限　定

　　機械的強度大 …… 強度大：構造材として優れている

　　加　工　性 …… 一般に低い

　　骨との結合性 …… 生体活性材料・生体不活性材料

　　種類が限られている …… リン酸カルシウム系材料，炭素，アルミナ

　　用途が限られている …… 機械的強度が必要な用途 〔例〕 人工関節

　　　　　　　　　　　　　骨との結合が求められる用途

　　　　　　　　　　　　〔例〕 人工骨，人工歯根

　　　　　　　　　　　　耐摩耗性が必要な用途 〔例〕 人工弁

医用高分子材料

　　医用機能性 …… 幅広い

　　機械的性質 …… 広範囲（硬，軟，弾性）

　　加　工　性 …… 良

　　種類が多い …… 物性（繊維，プラスチック，ゴム），化学性状

　　用途が広い …… 各種人工臓器材料，組織埋植材料，手術用材料，医用チューブなど

生体由来材料

　　医用機能性 …… 限　定

　　機械的特性 …… 限定（結合組織の機械的特性，生体由来高分子はある程度の範囲可能）

　　加　工　性 …… 低い（組織），良（生体由来高分子）

　　種類が限られている …… 結合組織，コラーゲン，ゼラチン，キチン

　　用途が限られている …… 人工弁，人工血管，軟組織埋植材料，創傷被覆材など

引用・参考文献

1) 角田方衛，筏　義人，立石哲也 編集：金属系バイオマテリアルの基礎と応用，アイピーシー（1999）
2) 佐藤温重，石川達也，桜井靖久，中村晃忠：バイオマテリアルと生体―副作用と安全性，中川書店（1998）
3) 筏　義人：生体材料学，基礎生体工学講座，産業図書（1994）
4) 高分子学会 編：医療機能材料，共立出版（1990）

3 医用材料の応用

2章では、それぞれの医用材料がどのような用途に用いられているか解説した。本章では、人工臓器などのデバイスに用いる材料は、どのような機能が必要とされているかについて述べ、現在用いられている材料について解説する。なお、取り上げたデバイスは、1章の表1.2の分類に基づいている。

3.1 非観血的組織代替材料

体の組織は、それを構成する細胞や細胞間質の種類から上皮組織、結合・支持組織、筋組織、神経組織の4種類に分類されるが、便宜的に、**軟組織**と**硬組織**とに分類できる。軟組織は、各種臓器と硬組織を除く組織を指し、硬組織とは、骨、軟骨、歯、爪などの組織を意味している。本節では組織代替材料のうち、循環血液と非接触で用いられる材料について述べる。

3.1.1 軟組織代替材料
〔1〕 眼内レンズ

加齢、糖尿病などの原因で眼の中にある水晶体が白く濁り視力を失う白内障に対し、水晶体を取り除き、人工的なレンズで置換することができる。これを眼内レンズという。国内では、年間約70万眼使用されており、予後も良好で

ある。図 3.1 に示すように，直径 6 mm の凸レンズ（光学部）に眼房内で固定するための支持部がついている。透明性が求められるレンズ部分は，ポリメチルメタアクリレート（PMMA）が用いられている。PMMA は，透明性が高いだけではなく，軽量で，生体内における長期安定性に優れている。固定部とレンズ部がすべて PMMA で一体成形されたシングルピース型と，固定部のハプティックスにポリプロピレンなどを用いたスリーピース型が用いられている。

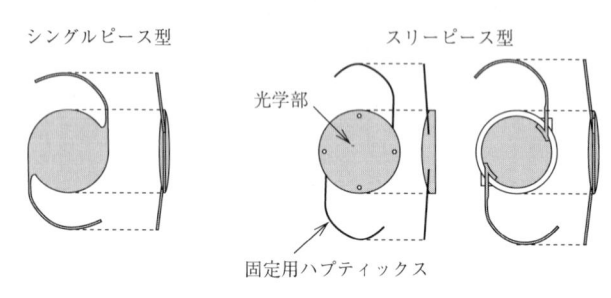

図 3.1　眼内レンズの一般的形状

　眼内レンズの手術法も進歩し，超音波を使って水晶体の内部を砕き，吸引して吸い上げる水晶体乳化吸引法が用いられるようになった。ノズルを挿入するために加える 3 mm の角膜の切開部位から眼内レンズを折りたたんで挿入する目的で，シリコーンやアクリル系共重合体材料からつくられたソフトレンズも用いられている。

〔2〕 人 工 乳 房

　乳癌で乳房を切除したとき，乳房発育不全で著しい変形があるとき，あるいは美容のためなどに人工乳房が用いられている。柔軟性を有し，組織適合性に優れた素材が求められる。現在の人工乳房はシリコーン製であり，シリコーンゴム製バッグに生理食塩水を詰めたもの，シリコンゲルを詰めたもの，さらにそれらをシリコンバッグで包み，そのすき間に生理食塩水を満たしたものなどが使われている。初期の乳房補綴術では，シリコンオイルを体内に直接注入していたが，顕著な炎症を引き起こし，過剰な結合組織が形成されるため，現在では用いられていない。

現在用いられているシリコンバッグ製人工乳房においても，その周囲に生じる結合組織（カプセル化）（4.6節参照）が肥厚化することが多く，解決すべき課題となっている。

〔3〕 **人 工 皮 膚**

熱傷や外傷による皮膚損傷が広範で，自然治癒が困難である場合，患者自身の皮膚を移植する自家移植を行う。損傷部位が広く，植皮（移植のための皮膚切片）を自己より十分に供給できない場合，皮膚として機能を代行する人工材料，すなわち人工皮膚が必要となる。また，それほど広範囲の損傷でなくても，外部刺激が直接創部に及ぶことによる疼痛，感染，体液の喪失などは，患者に大きな負担をもたらすこととなる。それらの症状を軽減し，早期に表皮形成を完成することが必要である。また，最近増加している寝たきり高齢者に発生する褥そうの治療にも必要となっている。理想的な人工皮膚は，自家植皮と同等の効果を有し，一度被覆すれば生着し，永久に皮膚の代用として機能することである。しかし，現状ではまだそのような人工皮膚は開発されておらず，現在の人工皮膚は一時的に創傷部を被覆するものであり，創傷被覆材と呼ばれている。

創傷被覆材に求められる機能は，1）細菌感染の防止，2）浸出液の吸収と抑制，3）適度な水分透過性，4）創傷面との密着性・柔軟性，5）表皮組織の形成促進，などである。現在用いられている材料を**表3.1**に示した。凍結乾燥ヒト真皮などの生体組織，コラーゲンやキチンを不織布とした生物由来材料，ポリウレタン膜，アミノ酸重合体であるポリロイシンなどの合成高分子材料がある。これらの創傷被覆材はそのまま，あるいは抗生物質や抗菌剤を含ま

表 3.1 人工皮膚（創傷被覆材）

生体組織材料	凍結乾燥ヒト真皮，凍結乾燥ブタ真皮
生物由来材料	コラーゲン不織布，キチン不織布，アルギン酸不織布
合成高分子材料	ポリウレタン膜，ポリロイシン膜
複合体材料	バイオブレン®，Yannas型人工皮膚
培養細胞材料	同種培養真皮

3. 医用材料の応用

せて用いられている。

　表皮組織の形成促進を目指した創傷被覆材としてバイオブレンとYannas型人工皮膚が開発され，用いられている。図3.2に示したバイオブレンは，ナイロン織物布の片面にシリコーンゴム薄膜を貼り，表面にコラーゲンを結合したものである。細菌感染の防止を目的としたシリコーン膜には，多数の細孔があり，浸出液の排液をよくする工夫が加えられている。コラーゲンが固定化されたナイロン布は，表皮組織の再生の場としての役割を担っている。しかし，再生した肉芽組織がナイロン繊維にからまり，植皮時に剝離しにくい場合が多いといわれている。

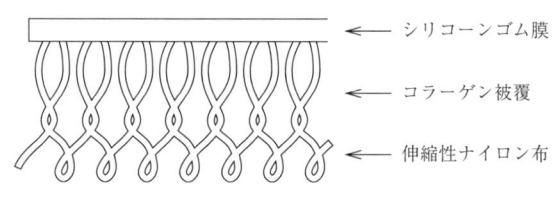

図3.2　バイオブレンの構造

　その剝離に伴う欠点を改良したものが図3.3に示したYannas型人工皮膚であり，シリコン膜と生体分解性のコラーゲンスポンジを組み合わせている。コラーゲンは，皮膚組織の真皮部位の主要タンパク質であり，細胞が増殖しやすい。また，コラーゲン層を多孔質構造にすること，さらに，細胞間質に存在するムコ多糖のグリコサミノグリカンを加えることにより，繊維芽細胞などがより増殖しやすい環境をつくっている。肉芽組織の増殖に伴い，コラーゲンは分解，吸収され，シリコーン膜は容易に剝離することができる。しかし，創傷部

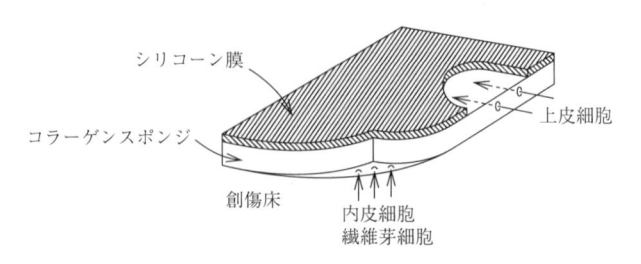

図3.3　Yannas型人工皮膚の構造[1]

の大きさの違い，患者の個体差などにより，組織再生とコラーゲンの吸収の速度を調節することが困難な場合もあり，解決すべき課題となっている。

その課題を解決可能な創傷被覆材として，ヒトの細胞を用いた培養真皮が黒柳により開発された。表皮組織の再生には，各種の増殖因子が必要であるが，その増殖因子は繊維芽細胞などにより供給される。そのためヒアルロン酸とコラーゲンの2層構造スポンジを足場材料として繊維芽細胞をシート状に培養したものである。現在，同種培養真皮の多施設臨床治験が行われている。再生医療技術を利用した材料として，非常に注目されている。

〔4〕 人工靱帯

腱，靱帯の損傷に対する再建手術が盛んになるにつれ，人工腱，人工靱帯の需要が近年，増加している。しかし，結合する相手が骨格筋と骨である人工腱では，筋組織と人工材料を強固に結合することが困難であり，いまだ実用化されていない。人工靱帯で最も開発が進められたのは，膝関節部の十字靱帯である。膝関節では，大きな力が加わるため，人工靱帯用材料には，十分な強度が要求される。ポリテトラフルオロエチレン（テフロン），ポリエステル（ダクロン），ポリプロピレン，炭素繊維などの繊維素材を用い，それぞれ編み方に工夫をこらした人工靱帯が開発され，臨床に用いられた。しかし，長期間の強度が不十分であり，また骨との接触による摩耗粉の発生などがあり，完全に代用する人工靱帯は用いられなくなった。現在は，損傷した靱帯の補強材として

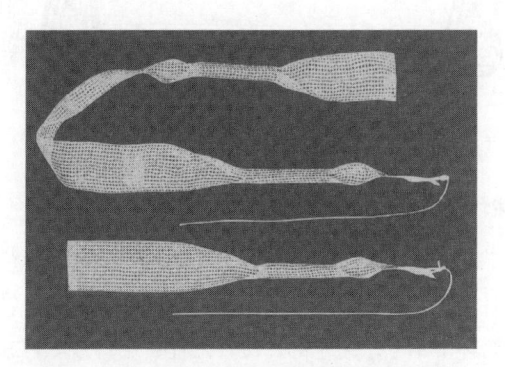

図3.4 ポリエステルメッシュ製のLeeds-Keio人工靱帯[2]

図3.4に示したメッシュ状のポリエステル繊維が用いられるが，自家組織（自分の靱帯，腱）を用いる方法がより一般的となっている。

〔5〕 人工陰茎

糖尿病，血行障害，外科手術などが原因で勃起不全症に苦しむ患者数は，アメリカで1千万人にも及ぶといわれており，人工陰茎の使用が増えている。初期の人工陰茎は棒状の硬質シリコーンであり，陰茎海綿体部位に2本埋め込むものであったが，伸縮性と順応性の要求が強く求められた。現在では，必要なときにのみ剛性を保ち，日常は任意に曲げることが可能なヒンジ内蔵型，さらに，図3.5に示した伸縮自在型人工陰茎が用いられている。この伸縮自在型は，陰茎部に埋め込まれるシリンダ，腹腔内リザーバ，陰嚢内のポンプ・弁および，それらを連結するチューブより成り立っており，すべてシリコーンゴムが用いられている。使用時にはリザーバ中の生理食塩水をポンプにて手動的にシリンダへ送り，勃起状態に保つことが可能となっている。

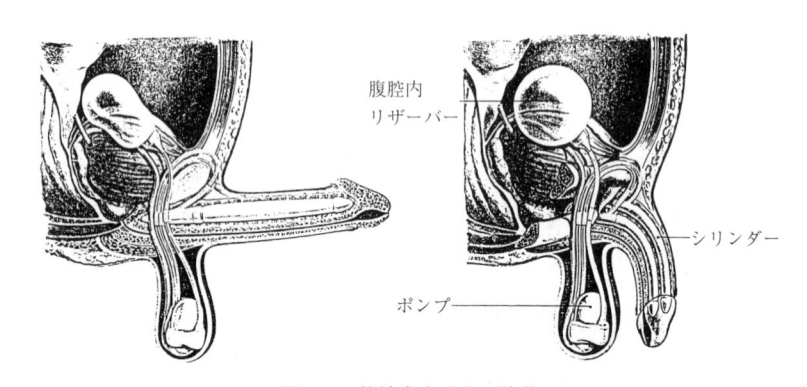

図3.5 伸縮自在型人工陰茎

3.1.2 硬組織代替材料

体の支持器官としての役割を果たしている硬組織は，骨塩と称されるカルシウムヒドロキシアパタイトを主体とする無機成分と，コラーゲンを主成分とする有機質との複合体であり，力学的に優れた性質を有している。硬組織埋植材料は，力学的強度が要求される場合が多く，金属材料，無機材料が多く用いら

れている。

〔1〕人 工 骨

大きな外傷や骨腫瘍により骨の欠損が大きい場合，自然治癒力だけでは不十分となるため，患者自身の骨や組織バンクに保存されている同種骨を移植する。しかし，自家移植では採取量に限りがあり，また採取の侵襲が問題となる。同種骨ではドナー不足や感染が問題となっている。そのため，骨組織の欠損部に充填し，骨組織の一時的な代替をしながら組織再生の足場を提供する材料として人工骨が開発された。金属をはじめとしていろいろな材料が試みられたが，無機材料の成形技術の進歩に伴い，セラミックスが用いられるようになった（7.3節参照）。初期の人工骨はアルミナを用いたが，骨と結合しない生体不活性無機材料であるため，バイオガラスが開発されて以来，生体活性無機材料が注目された。その後，機械的強度に優れたヒドロキシアパタイトとA-W結晶化ガラスが開発され，現在，広く用いられている（**表3.2**）。バイオガラスは機械強度に欠けるため，人工耳小骨など，その応用は限られている。

表3.2　人工骨に用いられている材料

バイオガラス
ヒドロキシアパタイト（一部リン酸三カルシウムを含む）
緻　密　体
多　孔　体
A-W結晶化ガラス

〔2〕人 工 関 節

体の中には種々の関節があるが，体重を支える股関節と膝関節において異常を生じやすく，人工股関節（**表3.3**）が最も広く用いられており，人工膝関節の利用も多い。

現在臨床で用いられている人工股関節には多くの種類があるが，1964年に開発された**チャンレイ**（Charnley）**型**が基本となっている。その構造は，**図3.6**に示したように，骨盤に接合する人工臼蓋（ソケット），大腿骨に固定するステム，および，ステム先端部の人工骨頭から成り立っている。ステムは機

3. 医用材料の応用

表 3.3　人工股関節に用いられている材料

ステム	コバルト-クロム合金（バイタリウム） チタン合金	
骨　頭	コバルト-クロム合金（バイタリウム） アルミナ ジルコニア	
人工臼蓋 （ソケット）	超高分子量ポリエチレン（UHMWPE） アルミナ ジルコニア	
ステムの固定法	セメントタイプ	骨セメント（PMMA 粉末-MMA）
	セメントレスタイプ	多孔質表面 生体活性無機材料被覆

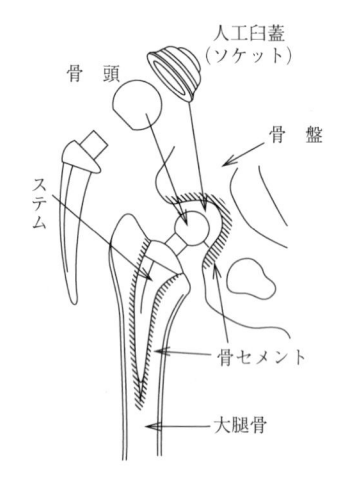

図 3.6　チャンレイ型人工股関節[3]

械的強度が要求され，コバルト-クロム合金（バイタリウム）やチタン合金が用いられている（7.2.3項参照）。人工臼蓋と人工骨頭はすり合うため，耐摩耗性に優れていることが必要であり，いろいろな組合せが試された。初期のチャンレイ型人工股関節では，ステムと一体成形されたコバルト-クロム合金骨頭とポリテトラフルオロエチレン（PTFE）人工臼蓋の組合せであった。しかし，PTFE の摩耗が大きく，長期使用は困難であることが判明した。その後，耐摩耗性に優れた**超高分子量ポリエチレン**（ultra high molecular weight polyethylene，**UHMWPE**）を人工臼蓋に用いることにより，人工股関節と

して実用化されるに至った．現在では，骨頭はステムにはめ込むタイプが一般的であり，人工臼蓋との組合せにおいてバイタリウム-UHMWP のほか，セラミックス-セラミックスや金属-金属の組合せも用いられている．

チャンレイ方式では，人工臼蓋と骨盤，ステムと大腿骨とを骨セメントを用いて固定している．骨セメントとは，液状のメチルメタアクリレート（MMA）とその重合体であるポリメチルメタアクリレート（PMMA）の粉末を混ぜたものであり，MMA を重合させ，埋植部位で硬化させることにより，セメントの役割を果たしている．しかし，骨セメントの使用は，1）重合時の発生熱により周辺の骨組織に損傷を与えること，2）未反応の MMA が細胞毒性を有すること，3）長期間経過すると埋植材料と骨組織の接着がゆるむこと，などの欠点がある．そのため，骨セメントを使用しなくても固定可能な人工関節も用いられている．セメントレスと呼ばれるこの人工股関節は，成長した新生骨により人工関節を固定するものであり，1）ステムの表面を多孔質化し，アンカー効果を高める方法，2）ステムの金属表面に，ヒドロキシアパタイトなどの生体活性無機材料をコーティングする方法，が用いられている．

人工膝関節に加わる荷重も大きく，材料の耐摩耗性が重要である．そのため人工股関節と同様に，UHMWPE とチタン合金やセラミックスの組合せが用いられている．その他の人工関節も臨床応用されているが，人工指関節などではシリコーン樹脂が用いられている．

〔3〕 **人工歯根**

虫歯や歯周病疾患（歯槽膿漏）により永久歯が失われた場合，そのままでは咀嚼に支障をきたし，また，歯の移動によりすき間ができるなど不都合が多い．そのため，その歯の両隣の歯を支台にしてブリッジをつくることや，有床義歯，すなわち入れ歯が用いられる．ブリッジでは，両隣の健康な歯まで削り，クラウン（歯冠）を被せたりするので，本来は好ましい方法ではない．また，入れ歯は不便で安定性に欠ける．このような不都合を解決するためには，歯の欠落した箇所の歯槽骨に，図 3.7 のように人工材料を埋め，その上に義歯を立てることが理想であり，人工歯根と呼ばれている．人工歯根は，十分な機

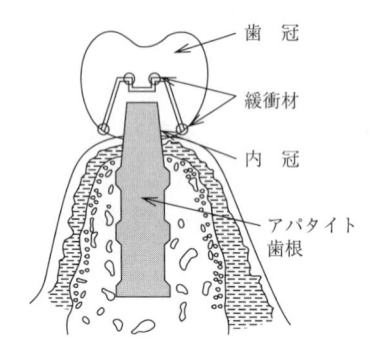

現在は，おもにチタン合金製が用いられている。
アパタイトは表面コーティングとして用いられている

図3.7 臨床に用いられたアパタイト人工歯根[3]

械的強度をもち，歯槽骨に長期間固定され，さらに，皮膚貫入部で感染を起こさないことが要求される。純チタンおよびチタン合金が円柱状やスクリュー状に加工されて用いられている。また，ヒドロキシアパタイトを表面に被覆して骨との結合性を高めた人工歯根も用いられている。

3.2 観血的組織代替材料

循環血液と接触して用いられる材料では，材料の抗血栓性を考えなければならない。3.3節で述べる血液透析などの体外循環操作では，材料と血液の接触時間が短いため，ヘパリンなどの抗凝固剤の使用により血液凝固を防止することが可能である。そのため材料の抗血栓性は，望ましいことではあるが，最も重要な課題ではない。しかし，長期間にわたり血液と接触する体内埋植材料では，材料の抗血栓性が重要な課題となっている。

3.2.1 人工血管

人工血管の開発の歴史は古く，人工物で血管を代用しようとする試みは，100年以上前から始められた。初期の人工血管は，金属円筒やゴムチューブなどであったが，血栓形成による人工血管の塞栓や，血栓剥離により血管塞栓が生じてしまうため，実用化には至らなかった。人工血管開発のブレークスルーは，1952年にVoorheesらにより落下傘の材料として用いられていたビニョンNという合成高分子繊維の布を用いることによりもたらされた。それ以前

は，材料表面を平滑化することにより血栓形成を防ぐ考え方であった。それに対し，Voorheesの方法はまったく反対の考え方であり，布状構造に血栓をからませ，血栓の剝離を防止しようとするものであった。それ以前の考え方では，布状表面では血栓が容易に形成し，時間が経つと血栓が大きくなり，人工血管が閉塞すると思われていた。しかし，動脈の速い血流のもとでは，血栓形成はある一定の厚さで安定化し，その後，いわゆる治癒過程が進行し，偽（仮性）内膜が生成し抗血栓性を獲得できることが明らかとなった。人工血管の編目構造は偽内膜組織の脱離を防ぎ，さらに，人工血管の外側に生成した結合組織と連結することによって，より安定になることも明らかとなった。布状材料は，それ自身では抗血栓性ではなく，むしろ血栓を形成させ，生体の治癒能力を利用して新たな組織を形成する足場としての役割を果たすことにより，抗血栓性を獲得できるわけである。この発見以来，ナイロンなどいろいろな織物が試された結果，ポリエチレンテレフタレート（略称：ポリエステル，商品名：ダクロン（7.4.2項〔2〕参照））とポリテトラフルオロエチレン（商品名：テフロン，PTFE：英語の頭文字の略語（7.4.2項〔3〕参照））が最も優れた素材であることが明らかとなり，現在人工血管の材料として用いられている（**表3.4**）。

表3.4 人工血管に用いられている材料

合成高分子材料
ポリエチレンフタレート（略称：ポリエステル，商品名：ダクロン）
・非被覆型
・被覆型（被覆材料：ゼラチン，コラーゲン，アルブミン）
ポリテトラフルオロエチレン（商品名：テフロン）
生体由来材料
ヒト臍帯静脈

ポリエステル製人工血管は，平織り（**図3.8（a）**），またはメリヤス編み（ニット編み）（図3.8（b））によって管状に織ったものである。さらに，屈曲，伸縮ができるように熱処理加工により蛇腹構造を加えている。ポリエステル人工血管はそのままでは血液が漏れてしまうため，あらかじめ患者の血液を

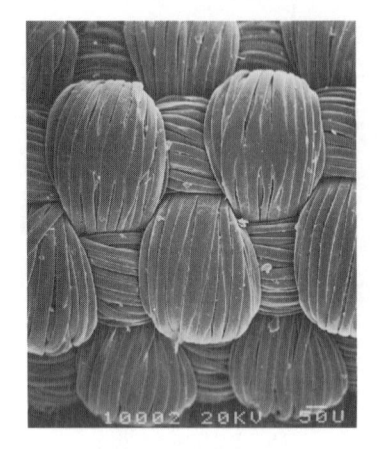

(a) 平織り編組構造のポリエステル製

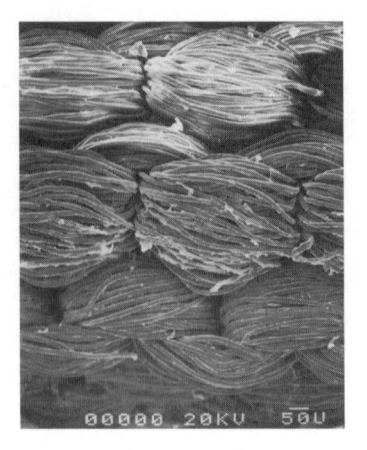

(b) メリヤス編み編組構造のポリエステル製

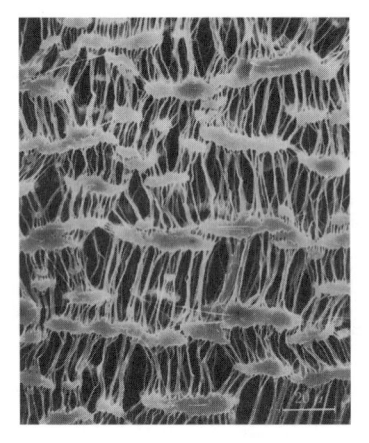

(c) 延伸製ポリテトラフルオロエチレン製

図3.8 人工血管表面の走査電顕像[4]

しみこませ，凝固させ，繊維間のすき間をふせぐ必要がある。この操作をプリクロッティング（pre-clotting，前もった血栓形成）と呼んでいる。また，あらかじめゼラチンなどを被覆してプリクロッティングを必要としない被覆人工血管も開発され，広く用いられている。

PTFE製人工血管は，当初，PTFE繊維で織られた布製人工血管であった

が，PTFE は滑りやすく，血管と吻合した部分がほつれやすいため，用いられなくなった。現在の PTFE 製人工血管は管状に成型した PTFE を一定温度で延伸してつくられるため，**延伸 PTFE 製人工血管**（expanded PTFE, ePTFE）と呼ばれている。その操作により微細な亀裂が生じ，図 3.8（c）のような結節部と繊維部（フィブリル）からなる有孔性構造となっている。PTFE は疎水性が強く，またフィブリルのすき間も十分小さいため，血液が漏れることはなく，プリクロッティングを必要としない。

ポリエステル製人工血管と ePTFE 製人工血管は，偽内膜形成により開存を維持するものであるため，細い血管や血流速度が遅い静脈では容易に閉塞してしまう。そのため安全な応用は，内径 6 mm 以上の動脈と大静脈のような太い静脈に限られている。

生体由来人工血管として，ヒト臍帯静脈が欧米において用いられている。抗原性を低め，また，強度と耐久性を高めるため，グルタールアルデヒドによる化学処理がなされている。生体の血管であるため，非多孔性の均質表面である。合成人工血管に比べ柔軟性に劣り，縫合に熟練を要するが，偽内膜も非常に薄く，抗血栓性に優れているといわれている。

3.2.2 ステント

動脈硬化による狭窄血管をバルーンを用いて押し広げる手法が 1977 年に開発され，特に冠動脈狭窄症に対する治療法として世界的に普及した。この**経皮経管冠動脈形成術**（percutaneous transluminalcoronary angioplasty, PTCA）は冠動脈バイパス手術と並んで冠血行再建術として確立された手法となった。しかし，時間が経つと再狭窄が生じることが多く，その解決法として**冠動脈ステント**が開発された。ステントはカテーテルによって縮小状態で患部に運ばれ，拡張されて内腔より冠動脈を維持する役目を果たしている。ステンレスワイヤなどをいろいろな形状にデザインしたものが開発されて，臨床で広く用いられている（図 3.9）。

ステントと人工血管を組み合わせたのは，ステントグラフトと呼ばれ，腹部

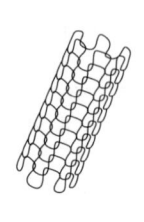

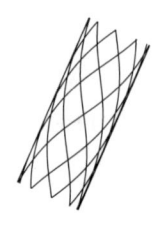

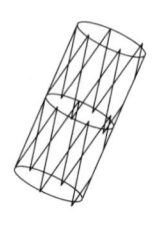

図 3.9　いろいろな形状のステント [5]

大動脈瘤の治療に用いられている。カテーテルに収納された**ステントグラフト**は，動脈瘤の存在する部位まで進めた後放出される。ステントグラフトは自己拡張力をもつステントの力と血圧によって血管内壁に圧着されることで大動脈瘤内への血流を遮断し，瘤の破裂を予防するというものである。外科的侵襲を回避して治療を行うことが可能であり，胸部大動脈瘤への適応も始められている。

3.2.3　人　工　弁

心臓弁の代用として用いられる人工弁は，心臓弁と同様な弁機能を有するとともに，機械的強度と抗血栓性が要求される。溶血（赤血球の破壊）を起こさないことも望まれ，また，人工弁の周囲に組織が過剰生成し，弁機能を阻害することがあってはならない。このような厳しい条件を満たすために，各種の人工弁が開発された。すべて人工材料を用いる機械弁と，生体由来材料を用いる生体弁に分類できる（**表 3.5**）。

機械弁として最初に用いられたのは，シリコーンゴム製の球を 2 本のワイヤ内に収めたケージ・ボール弁（Starr-Edwards 弁）である。ボール弁は，しかし，容積が大きいことや血液の流れがよくないため，現在は臨床応用されていない。血行動態に優れた弁として，**傾斜ディスク弁**（Björk-Shiley 弁）が開発され，さらに図 3.10 に示した**二葉弁**（バイリーフレット弁，St. Jude Medical 弁）が登場するに至った。二葉弁は，中心流の血流が得られること，開閉応答に優れていること，弁容積が少ないなどの利点があり，現在の主流となった。各種の二葉弁が開発され，臨床で用いられている。二葉弁がデザイン

表3.5　人工弁に使われている材料

機械弁	傾斜ディスク弁	ディスク	熱分解炭素（パイロライトカーボン®）
		弁　座	チタン合金
	二　葉　弁	弁　葉	熱分解炭素（パイロライトカーボン）
		弁　座	熱分解炭素（パイロライトカーボン）
			チタン合金
生　体　弁		弁　葉	ブタ大動脈弁，ウシ心囊膜
		弁　座	チタン合金

〔注〕　弁座の縫着リングは，ポリエチレンテレフタレート（ポリエステル）やポリテトラフルオロエチレン（テフロン）製の織布により被覆。

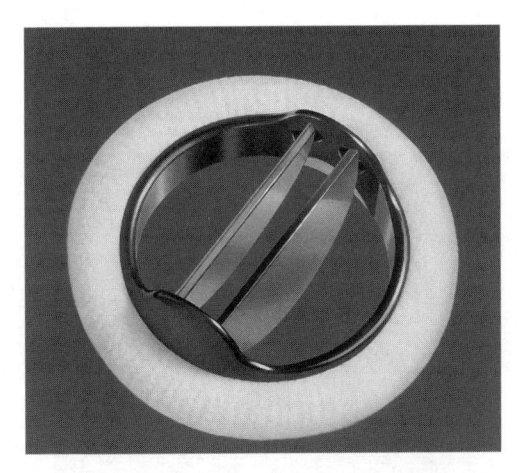

図3.10　二葉弁（St. Jude Medical 弁）
（ゲッツブラザーズ（株）提供）

された当初，弁葉素材として合成高分子材料が用いられていた。しかし，ヒンジ部（弁葉開閉の支点部位）の摩耗が激しく，実用化には至らなかった。耐摩耗性と耐衝撃性に優れた熱分解炭素（パイロライトカーボン（7.3.2項〔3〕参照））が開発され，二葉弁の実用化が可能となった。傾斜ディスク弁のディスクにも熱分解炭素が用いられている。人工弁を生体組織と縫合固定するための縫着リングには，ポリエチレンテレフタレート（ポリエステル）やポリテトラフルオロエチレン（テフロン）製の織布が用いられている。熱分解炭素の表面は，抗血栓性を高めるためダイヤモンド研磨により平滑表面に仕上げられている。しかし，抗血栓性が完全というわけではなく，アスピリンやワーファリ

ンなどの抗凝固剤の使用が必要である（4.3節〔1〕参照）。

生体弁には，ブタ大動脈弁や，図3.11に示したウシ心嚢膜（心臓を包んでいる薄い結合組織）をグルタールアルデヒドにて処理したものが開閉部に用いられている。これらの三尖弁（三葉弁）は，ポリエステルまたはテフロン織布で覆われたチタン合金支柱に縫合固定されている。生体弁は心臓の三尖弁と同じ構造の三葉弁であり，中心流が得られるため血行動態に優れている。また，抗血栓性にも優れ，抗凝固剤を使用しない場合が多いが，機械弁に比べ耐久性が劣ることが欠点である。特に，若年者に用いた場合には，弁の生体組織に石灰化（4.7節参照）と呼ばれる燐酸カルシウムの沈着が早期に起こるため，若年者への使用は禁忌となっている。

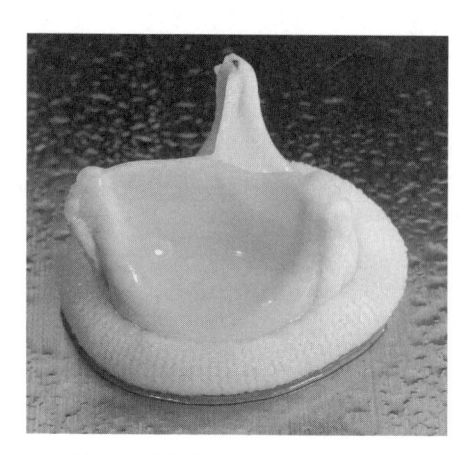

図3.11　生体弁（Ionescu-Shiley 弁）
（Shiley 社提供）

3.2.4　人工心臓・補助心臓

一般に人工心臓と呼ばれるものには，心臓を除去しその機能を完全に代行する完全人工心臓と，心臓はそのままで血液循環を補助する補助心臓が含まれる。完全人工心臓は体内に埋め込まれるものに対し，補助心臓では体内埋込み型のほか，補助心臓を体外に置く体外循環方式が用いられている。人工心臓の臨床応用は三つに分類され，それぞれ一時使用，暫定使用，そして永久使用と

呼ばれている。

一時使用とは，患者の心筋の損傷が回復可能な場合に適用され，人工心肺を用いた手術において，人工心肺から離脱が不可能な場合に使われることが多い。心筋が回復し，十分に機能を取り戻した時点で装置は外される。その使用期間は一般に1カ月以内と考えられ，使用する補助心臓を体外に置き体外循環により，左心補助，右心補助，あるいは左心，右心ともに補助する両心補助を行う。

暫定使用とは，心臓移植を必要とする患者の心機能が低下した場合に，ドナーの心臓が提供されるまでの期間の代行，または補助を行うことを意味している。一時使用に用いられる体外型補助心臓，体内埋込み型補助心臓，または完全人工心臓が用いられている。

永久使用とは，まさに心臓の永久的代行を目的としており，いったん装着した装置は取り外すことなく用いられる。完全人工心臓と左心補助心臓が考えられているが，完全埋め込み型であることが求められる。1985年に，完全人工心臓を用いた5例の臨床応用が米国において行われた。最長619日の生存を可能としたが，種々の問題があり，現在では永久使用は中断している。しかし，暫定使用として開発された補助心臓の最長生存が4年を超える実績を示し，また安全性と信頼性の高い永久使用型人工心臓の開発が進められており，その臨床応用も近いものと期待されている。

人工心臓は**拍動型**と**連続流型**とに分類できる（図3.12）。拍動型は，容積可変部分の形状からダイヤフラム型，サック型，軸対称型，プッシャープレート型があり，空気圧，電磁力，または電磁モーターにより駆動されている。容積可変部分には，弾性材料つまりゴムが用いられるが，繰り返される伸縮によって壊れない耐久性が求められる。人工心臓の開発当初，ゴム材料としてシリコーンゴムが用いられた。しかし，耐久性に劣るため，現在はポリエーテル型のセグメント化ポリウレタンが用いられている（7.4.2項〔4〕参照）。

連続流型人工心臓は，羽根車の回転により血液を送り出す方式である。血液の流出が回転子の半径方向となる遠心型と，軸方向となる軸流型に分類でき

44   3. 医用材料の応用

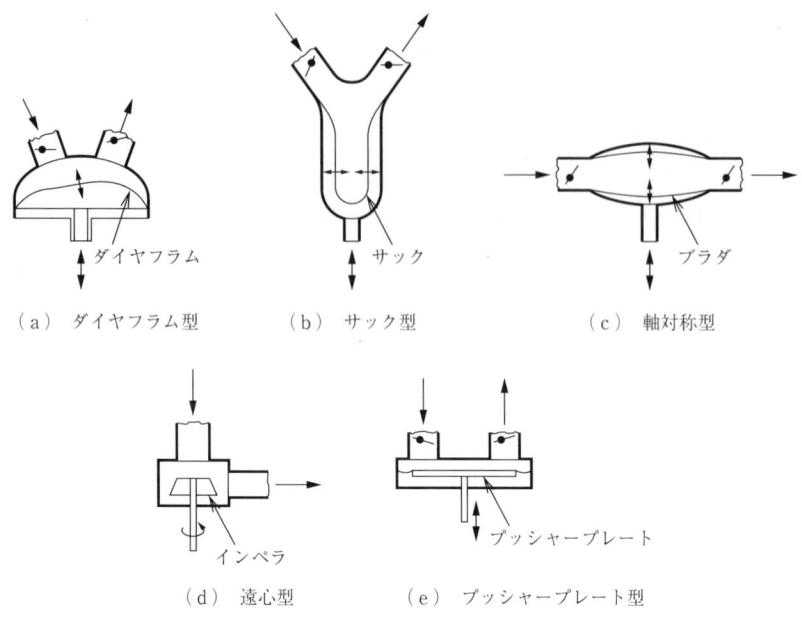

(a) ダイヤフラム型
(b) サック型
(c) 軸対称型
(d) 遠心型
(e) プッシャープレート型

図 3.12 各種形式の人工心臓ポンプ[2]

る。拍動型血液ポンプと異なりゴム材料を必要としないため，一時使用でポリカーボネートなどのプラスチックが用いられ，暫定使用と永久使用では，チタン合金が用いられている。小型化が可能であるため，体内埋込み式両心補助装置として使用できる。

　人工心臓の血液接触面材料を**表 3.6** にまとめた。長期間にわたり抗血栓性であることが重要となる。その抗血栓性を獲得する方法として，1）**表面平滑化**，2）**表面粗面化**，というまったく反対の方法が用いられている。

表 3.6 埋込み式人工心臓に用いられている材料

拍動型人工心臓	セグメント化ポリウレタン チタン合金
連続流型人工心臓	チタン合金

〔1〕 **表面平滑化材料**

　平滑化表面の考え方は，材料と血液の接触時間を減らし血栓形成を減少させ

ること，また，「洗い流し効果」により，活性化した血小板や凝固因子の反応を抑制することに基づいている．表面が粗いと，血液が局所的によどむため，表面を平滑化する．その平滑化の目安は，血小板の直径の半分程度，つまり1 μm 以下とされている．人工心臓内においては血液の流れが速いため，その血流による「洗い流し効果」が発揮され，血栓を防ぐことが可能となる．しかし，血液凝固反応を起こしやすい材料ではやはり血栓が生じてしまうため，低血栓性の材料の探求が進められた．拍動型人工心臓では，低血栓性のゴムが必要となる．人工心臓の開発当初はシリコーンゴムが用いられていたが，すでに述べたようにシリコーンゴムは耐久性に劣るため，耐久性に優れた材料としてセグメント化ポリウレタンが試された．その結果，セグメント化ポリウレタンは耐久性に優れているのみならず，血栓性も低いことが明らかとなり，拍動型人工心臓の血液接触面材料として現在用いられている．セグメント化ポリウレタンは人工心臓の血液接触面のほか，大動脈バルーンパンピング（IABP）やペースメーカのリード線被覆材料としても用いられている．

　セグメント化ポリウレタンが低血栓性を示す理由はまだ完全には明らかにされていないが，セグメント化ポリウレタンはハードセグメントとソフトセグメントが分離集合したミクロ相分離構造であり，その表面構造が血小板の活性化を抑制することが考えられている．なお，材料による血栓形成など血液と材料の相互作用に関しては4章において詳しく述べる．

　連続流型人工心臓では，チタン合金表面を平滑化加工して用いている．

〔2〕　**表面粗面化材料**

　人工血管と同様な考え方であり，表面に血栓を生成させ偽内膜化させることにより抗血栓性を獲得しようとする考え方に基づいている．現在拍動型左心補助心臓として臨床で用いられている人工心臓用材料を，**図3.13**に示した．ダイヤフラムはセグメント化ポリウレタンの表面を繊維状にしたものであり（図3.13（a）），ハウジング部分にはチタン合金などの微粒子焼結材料を用いている（図3.13（b））．人工心臓では血流が十分に速いため，動脈に用いる人工血管と同様に，生成した初期血栓はある一定の厚さで安定化し，次第に偽内膜

46　3. 医用材料の応用

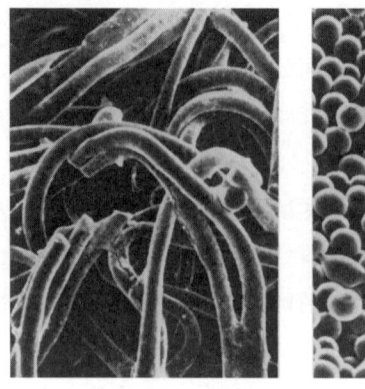

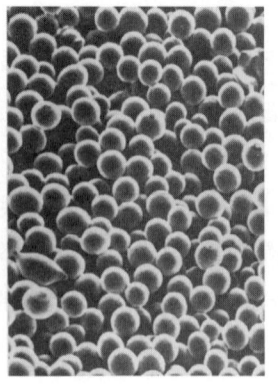

(a) 一体化ポリウレタン繊維　　(b) 焼結チタンビーズ

図 3.13 人工心臓の用いられている表面粗面化材料

組織となる。しかし，ダイヤフラムの屈曲により偽内膜の破損が生じたりする場合には，偽内膜の肉厚化が生じてしまう。

3.3 体外循環治療用材料

体外循環とは，患者の血液を導管を介して体外に導き，血液に一定の操作を加えて再び患者に環流する方法を総称している。日薬機第99号による分類では「体内と体外を連結用具」のサブグループ「体外循環」に入るもので，臨床工学技士の業務に最もかかわりが深いデバイスが多い。体外循環というと一般的には，人工心肺を指すことが多いが，各種カテーテル類，血液浄化用器具（人工腎臓，アフェレシス療法など），一時使用の補助循環も含まれる。循環血液と接触する材料であるため材料の抗血栓性は望ましいことではあるが，前3.2節の体内埋植デバイスと比べ，血液との接触時間が短いため，実際に求められている条件は厳しくない。一方，生体機能代行装置の材料であるため，単純な埋植用材料などに比べ高い機能が求められている。

3.3.1 人工腎臓

現在の人工腎臓は，腎臓の機能のうち，水・電解質の調節と低・中分子量の

老廃物や不要物質を除去する機能を代行する装置である．腎臓の内分泌機能などは代行していない．人工腎臓として，最も一般的な**血液透析法**（**HD**）のほか，**血液濾過法**（**HF**），**血液透析濾過法**（**HDF**）と**腹膜透析法**（**CAPD**）が用いられている．ここでは使用されている材料に焦点をあてる．

血液透析法は透析膜と呼ばれる半透膜を用い，膜を介して透析液と血液を接触させ，拡散により老廃物などを除去し，また限外濾過により水の除去を行う方法である．本来，透析とは半透膜を用い溶液から低分子物質を拡散現象により除く操作を意味している．血液透析では，水の除去に限外濾過の方法を用いるが，溶質除去は主に透析技術を利用しているため，血液透析あるいは人工透析と呼ばれている．透析膜は，**表3.7** にまとめた条件を満たすことが求められるが，6）生体適合性と7）中・高分子量物質の除去性能に関しては，現在でも改良が進められている．

表3.7　透析膜としての条件

1)	尿素，クリアチニンなどのタンパク代謝産物などを透析可能なこと
2)	Na，Cl などの電解質が透析可能なこと
3)	血球成分や血漿タンパク質などの有用成分は透過させないこと
4)	菌やウイルスが透過しないこと
5)	十分な機械的強度を有していること
6)	生体適合性に優れていること
7)	体内で不要な中・高分子量物質もできるだけ除去可能なこと
8)	水透過性が優れていること
9)	滅菌可能なこと
10)	溶出物に毒性がないこと

初期の血液透析では，透析膜としてビスコース法による再生セルロース（セロファン）が用いられていた．この膜は 4 nm 程度の微細な細孔を有する半透膜であり，透析膜として利用可能であった．しかし，半透膜として機械的強度が劣り，膜厚を薄くできないため，溶質透過性が不十分であった．その後，銅アンモニア法による再生セルロース（キュプロファン，Enka 社製膜の商品名）が開発され，セロファンに取って代わった．さらに，**表3.8** に示したように，セルロースを化学修飾させたものや合成高分子膜など，種々の透析膜が開

表 3.8 透析・濾過膜として用いられている材料

膜材料		HD	HDF	HF
再生セルロース	銅アンモニウムレーヨン	○		
置換型セルロース	セルロースアセテート	○	○	○
	セルロースジアセテート	○	○	○
	セルローストリアセテート	○	○	○
合成高分子	エチレンビニルアルコール共重合体（EVAL）	○	○	
	ポリアクリロニトリル（PAN）	○	○	
	ポリアミド（PA）			○
	ポリエチルポリアリルポリマーアロイ（PEPA）	○	○	
	ポリスルホン（PS）	○	○	
	ポリメチルメタクリレート（PMMA）	○	○	○

発された。これらの膜は，細孔の直径が6〜9nm程度であり，溶質除去性能に優れており，また生体適合性にも優れている膜も多く，キュプロファンに代わる膜として広く用いられている。

透析膜の初期の形状は平膜やチューブ状であったが，紡糸技術の進歩に伴い，中空糸膜をつくることが可能となった。中空糸膜は，透析面積が大きく透析効率が高いため，透析器の小型化が可能である。また，血液充填量が少なくてすむこと，圧力に対する膜変形が少なく，膜破損による出血の危険性が低いなどその利点は多く，現在の透析膜はごく一部を除きすべて中空糸膜となっている。

血液透析療法による治療時間は，通常4時間程度であるため，材料の抗血栓性は重要課題とはされておらず，ヘパリンなどの抗凝固剤投与により血液凝固反応を抑制している（4.3項〔1〕および図7.33参照）。しかし，ヘパリンはブラジキニン生成を抑えることができないため，ブラジキニン分解酵素の阻害作用を有するアンジオテンシン変換酵素阻害薬（ACE）を服用している患者では，血圧低下やショック症状をもたらすことがある。また，透析膜と血液の接触により，補体の活性化が生じ，一過性の白血球減少症が生じることがある。特にキュプロファンにおいて顕著であることが知られている。その機序は4章で詳しく述べるが，補体分解成分C5aの結合により粘着性が増加した好

中球が肺毛細血管に補促されるために生じる。血液透析療法は，短時間ではあるが，通常，患者は週3回の治療を受ける。したがって，患者は血液を介して材料に繰り返しさらされることになり，ほかの医用材料とは異なった視点から透析膜の生体適合性を考えなければならない。長期透析に伴う合併症との関係は，まだ不明な点が多いが，治療の度に繰り返されるヘパリン投与や補体活性化など，繰り返される影響は好ましいものではないと考えられ始めている。

血液濾過法は，膜を介した圧力差により溶質の除去を行う濾過技術を利用した方法である。濾過膜は，透析膜より大きめの孔径を有し，中分子量物質の透過性に優れている。しかし，溶質除去原理が濾過であるため，低分子物質の除去効率が悪く，さらに濾過と体内に注入する置換液とのバランスを制御することなど操作が煩雑となり，一般の手法ではなく特定の病態にのみ用いられている。血液透析における低分子物質除去効率と，血液濾過における中分子量物質透過性の利点を組み合わせた方法が，血液濾過透析である。血液濾過法と血液透析濾過法に用いられる膜素材は，表3.8に透析膜とともにまとめた。

3.3.2 アフェレシス療法

アフェレシスとは，ギリシャ語の分離するという意味をもつ言葉に由来する。**アフェレシス療法**は，血液から血漿成分や血球成分を分離し，病因関連物質や細胞の除去を行う治療手法である。血液透析はおもに低分子タンパク質以下の中分子，低分子物質を取り扱っていたが，アフェレシスはタンパク質の分画まで，さらに細胞成分にまで拡張した治療法である。したがって，その適用疾患も多岐にわたり，難治性の免疫疾患，高脂血症，血液疾患，皮膚疾患，神経疾患，炎症性疾患などに用いられている。劇症肝炎や術後肝不全などにおける肝解毒機能の代行装置としての人工肝臓は，アフェレシス療法と血液透析濾過法の組合せで行われている。血漿分離手法には，遠心分離方式と膜分離方式がある。また，血漿成分の除去法には，血漿交換法，二重膜濾過法，冷却濾過法と吸着法が行われている。ここでは，膜型血漿分離器材料，膜型血漿成分分離器材料，吸着材と白血球除去材料について述べる。

3. 医用材料の応用

血漿分離膜は各種の合成高分子材料でつくられているが，**図3.14**に示したミクロ多孔質構造である。その孔径は0.2〜0.4 μm程度であり，血球細胞の中で最も小さな血小板の1/10程度の大きさである。中空糸形状の血漿分離膜に血液を通した場合，血漿成分はその孔から漏れ出るのに対し，血球成分は通過できないため，血漿の分離が可能となる。血漿分離膜材料として開発され認可されたものを，**表3.9**にまとめた。

（a）ポリメチルメタアクリレート　（b）セルロースアセテート　（c）ポリビニルアルコール

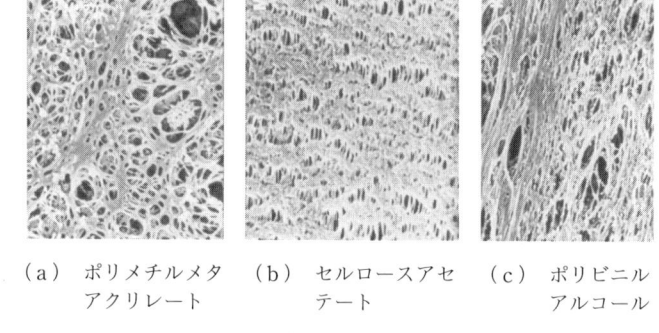

図3.14　血漿分離膜の表面構造

表3.9　血漿分離膜として開発され認可された材料

セルローストリアセテート
ポリエチレン
ポリスルフォン
ポリメチルメタクリレート*
ポリプロピレン*
ポリビニルアルコール*

* 現在製造されていない。

血漿成分分離膜は，免疫複合体など血漿中の比較的大きな溶質成分の除去を目的としたものであり，その孔径を血漿分離膜の1/10程度にしている。血漿成分分離膜材料として，セルロースジアセテートとエチレン-ビニルアルコール共重合体（EVAL）が用いられている。

吸着材は，病因関連物質を選択的に除去する目的のために開発された。吸着材との接触方式として，血液と吸着材を直接接触させる**直接血液灌流法**

（direct hemoperfusion，DHP）と，分離血漿と接触させる**血漿灌流法**（plasma perfusion，PP）とに類別できる．液性因子の吸着材はその作用力により，物理化学的相互作用によるものと生物学的親和力を利用したものに類別できる．現在用いられている吸着材と対象疾患を**表 3.10**，**表 3.11** にまとめた．

表 3.10 直接血液灌流法における吸着材と対象疾患

相互作用	作用力	リガンド	吸着対象物質	おもな対象疾患	商品名
物理化学的	静電結合	ポリアクリル酸	LDL	高コレステロール血症	DALI（国内販売なし）
	疎水結合	ヘキサデシル基	β_2 ミクログロブリン	透析アミロイドーシス	リクセル（鐘淵化学）
		石油ピッチ系活性炭	薬物，ビリルビン，胆汁酸，クレアチニン，アミノ酸など	肝性昏睡，薬物中毒	DHP-1（クラレ）ヘモソーバ（旭メディカル）ヘモカラム（テルモ）
	複合的結合	ポリミオキシン B	エンドトキシン	敗血症，エンドトキシン血症	トレミキシン（東レ）

白血球吸着材においては，材料表面に吸着した血漿成分を介した相互作用により，リンパ球および顆粒球の吸着が生じている．**表 3.12** には，現在臨床応用されている白血球吸着材を示したが，繊維形状素材を用いた方法と，ビーズ形状素材を用いた方法に分類できる．

繊維吸着分離材は，繊維径 1～3 μm のポリエステル製超極細繊維を不織布状で用いている．リンパ球は非接着性細胞であるため，材料への粘着性は低い．しかし，超極細繊維には効率よく吸着することが明らかとなり，顆粒球のみならずリンパ球も吸着除去可能な吸着材として用いられている．また，off-line 間欠的治療とはなるが，輸血用微少血液凝塊除去フィルタであるファインセル® を用いた治療も行われている．

ビーズ吸着分離材として，セルロースジアセテートが用いられている．4 章において，詳しく述べるが，セルロースジアセテートは，血液との接触により補体系を活性化し，C3b が表面に固定化される．また，IgG の吸着において

3. 医用材料の応用

表 3.11 血漿灌流法における吸着材と対象疾患

相互作用	作用力	リガンド	吸着対象物質	おもな対象疾患	商品名
物理化学的	静電結合	デキストラン硫酸	LDL	高コレステロール血症	リポソーバ（鐘淵化学）
		抗DNA抗体等		全身エリスマトーデス	セレソーブ（鐘淵化学）
		第四級アンモニウム	ビリルビン，胆汁酸など	術後肝不全，劇症肝炎	プラソーバBR（旭メディカル）
	疎水結合	石油ピッチ系活性炭	昏睡物質，ビリルビンなど	肝性昏睡，薬物中毒	プラソーバN（旭メディカル）
	複合的結合	トリプトファン	抗アセチルコリン抗体	自己免疫疾患	イムソーバTR（旭メディカル）
		フェニルアラニン	免疫複合体等リウマチ因子，免疫複合体	膠原病	イムソーバPH（旭メディカル）
			抗DNA抗体など	自己免疫疾患	
生物学的	抗原-抗体結合	Terpedo α 183-200	抗アセチルコリン受容体抗体	重症筋無力症	メディソーブMG（クラレ）
		血液型抗原	抗A抗体	血液不適合腎移植	Biosynsorb A（国内販売なし）
			抗B抗体	血液不適合腎移植	Biosynsorb B（国内販売なし）
		抗LDL抗体	LDL	高コレステロール血症	Therasorb（国内販売なし）
		抗IgG抗体	IgG	凝固因子欠乏性疾患など	Ig-Therasorb（国内販売なし）
	FC結合	Protein A	IgG	自己免疫疾患など	Prosoba（国内販売なし）
					Immunosorba（国内販売なし）

表 3.12 白血球除去療法における吸着材

吸着材形状	素材	商品名
繊維状吸着材	ポリエステル超極細繊維	セルソーバ®（旭メディカル）
	ポリエステル繊維	ファインセル（旭メディカル）
	エジプト綿	イムガード®（テルモ）
ビーズ状吸着材	セルロースジアセテート	アダカラム®（日本抗体研）

は，Fab 部位が配向吸着し，Fc 部位を血液面に向けた状態になると考えられる。単球および顆粒球は，C3b および Fc に対する受容体を有しており，その結合により粘着が生じる。その特性を利用した吸着材が，セルロースジアセテートを直径 3 mm のビーズ状としたアダカラムである。リンパ球はそれらの受容体を有しておらず，アダカラムはリンパ球を吸着しない。

3.3.3 人　工　肺

　人工肺は，開心術における人工心肺装置をおもな用途として開発され，心臓外科の発展とともに改良されてきた。現在では，急性呼吸不全症に対しても，有効な治療法となりつつあり，**体外式呼吸補助**（extra corporeal membrane oxygenation，**ECMO**）や**経皮的心肺補助**（percutaneous cardiopulmonary support，**PCPS**）などに用いられている。人工肺は，酸素と二酸化炭素（炭酸ガス）とのガス交換能に優れているだけでなく，血液成分に対する影響が少ないことが求められる。人工肺には，フィルム型，気泡型，および膜型がある。

　フィルム型は，最初に臨床応用された人工肺である。回転円板などの表面に血液を薄いフィルム状に広げ，ガス交換を行う方式である。血液に対する損傷が少なく，酸素化の性能が安定しているなど利点もあったが，取扱いが煩雑であることから現在は用いられていない。

　気泡型は，酸素ガスを 2〜7 mm の小気泡として血液中に吹き込むことによりガス交換を行わせるもので，混合管（気泡形成・混合），消泡室，貯血部から構成されている。酸素気泡の表面が血液との接触面となり，大きな接触面をもつため，ガス交換性に優れている。小型化されたディスポーザブル製品が開発され，心臓手術時に広く用いられるに至った。しかし，血液と酸素が直接接触するため，血液成分への影響が大きく，タンパク質の変性，溶血や血小板の凝集が生じること，さらに微少気泡の除去が困難であることなど問題点が多く，長期の使用は困難である。

　膜型は，生体の肺と同様に，薄い膜を介してガス交換を行う方式である。血

液成分への影響が少なく，気泡型と比べ，長期使用が可能である．用いられている人工肺用膜の模式的構造を図3.15に示したが，均質膜，多孔質膜，複合膜と非対称膜に分類されている．

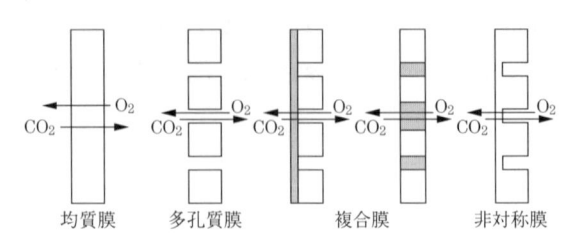

図3.15 膜型人工肺に用いられるガス交換膜の構造

均質膜では，酸素と二酸化炭素の透過性が優れていることが必要であり，シリコーン膜が用いられている．シリコーンはポリエチレンに比べ酸素で500倍，二酸化炭素で100倍の透過性を有している．シリコーンを中空糸に成形するのは困難であったため，薄膜を積層させたタイプとチューブを巻いたコイルタイプが製品化されたが，最近，中空糸成形が可能となり，製品化が待たれている．

多孔質膜はガス交換性のより優れた膜として開発された．ポリプロピレンのほか，ポリテトラフルオロエチレン（テフロン）などの疎水性材料が用いられ，延伸により$0.01 \sim 0.07 \mu m$程度の微小孔を形成させた中空糸膜である．酸素は，この微小孔を通して血液と接触するため，ガス交換性に優れている．しかし，長時間の使用では，タンパク吸着や結露によるガス交換能の低下や血漿の漏出などの欠点があるため，多孔質構造の微小孔をシリコーンで充填したものが**複合膜**である．

図3.16に示した**非対称膜**は，最近開発されたものであり，多孔質膜の血液接触面に緻密な均質層の薄膜を形成させたものである．素材としてポリオレフィンを用い，優れた技術によりその不均質構造を可能とした．長期間使用可能な人工肺膜として，その利用が広まっている．膜型人工肺のガス交換膜に用いられている材料を，表3.13にまとめた．

3.3 体外循環治療用材料　55

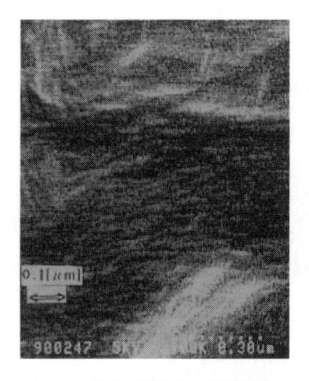

（a）血液接触面（緻密層）　　（b）断　面

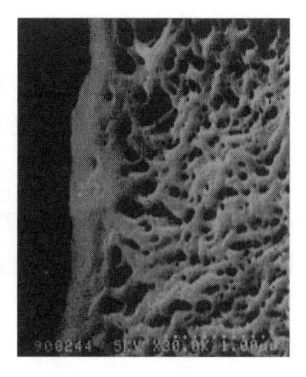

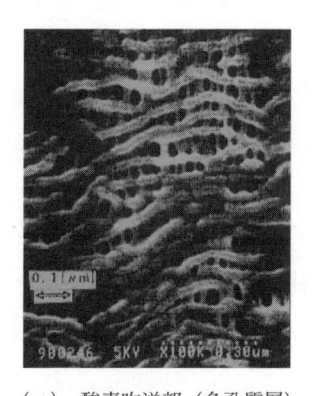

（c）酸素吹送部（多孔質層）

図 3.16　ポリオレフィン中空糸非対称膜[6]

表 3.13　膜型人工肺に用いられている材料

均質膜	ポリジメチルシロキサン（シリコーン）
多孔質膜	ポリプロピレン，ポリテトラフルオロエチレン（テフロン）
複合膜	ポリプロピレン，シリコーン充塡
非対称膜	ポリオレフィン

3.3.4　補助循環装置

3.2.4項の人工心臓において解説したように，補助循環装置は，患者の心筋の損傷が回復可能な場合に適用され，人工心肺を用いた手術において，人工心肺から離脱が不可能な場合に使われることが多い．心筋が回復し，十分に機能

を取り戻した時点で装置は外される。患者への侵襲が少ない**大動脈バルーンポンピング**（intraaortic balloon pumping，**IABP**）がまず適応される。IABPに用いるバルーンは，人工心臓と同様にセグメント化ポリウレタンが用いられている。IABPでは心臓の回復が不十分である場合，より積極的な循環補助として補助心臓装置が適応され，左心補助，右心補助，あるいは両心補助が行われる。3.2.4項で述べた拍動型および連続流型人工心臓が用いられている。

3.4　インタフェース材料

　インタフェースは，患者の情報を体外に取り出すための出入り口であり，情報の内容によってその設置位置や物理的形状，化学的組成が異なる。心電図や脳波などの電気信号を取り出すためには体表面に電極を装着すればよく，日薬機第99号の分類（表6.3～表6.5参照）に従うと表面接触用具に含まれる。粘膜表面に接触するカテーテル類も同分類である。

　一方，臨床工学技士の業務に関係するインタフェースは「体内と体外を連結用具」のサブグループ「体外循環」に入るものがほとんどであり（表6.7），血液回路，外シャント，各種経血管カテーテルが代表的である。時間的には短期間接触が多い。

　一方，腹膜透析用のカテーテルは体表を貫通し腹腔内の留置されており，かつ，直接血液と接触することはまれであるので体内外連結-組織に分類化されているが，留置（埋込み）の期間が長くその生体反応の受け方は表6.8の「組織/骨（3）」と似ている。スキンボタンも同様である。

3.4.1　カテーテル

　カテーテルとは体内と体外とを連結させる医療用チューブの総称である。体液の排出，栄養・薬液の注入，診断，血管拡張などの治療のために種々のカテーテルが用いられている。その中で，特に排出を目的とするものをドレーン，循環（灌流）を目的とするものをカニューレと呼ぶが，厳密に区別しないことも多い。代表的なカテーテルについて，簡単に紹介する。

血管内に挿入するカテーテルを血管カテーテルという。静脈留置と動脈留置があるが，前者の代表的なものに中心静脈栄養カテーテルがある。高カロリー輸液を注入する目的に使われ，栄養カテーテルとも呼ばれる。末梢静脈に注入した場合には炎症を引き起こすような高濃度溶液も，大静脈に注入することにより，ただちに希釈されるため，補給可能とである。

動脈カテーテルは，X線撮影に必要な血管造影剤の注入，癌治療のために制癌剤やゼラチンなどの塞栓剤の注入，また，すでに述べた**経皮的経内腔形成術**（percutaneous transluiminal angioplasty, **PTA**）や大動脈バルーンポンピング（IABP）に用いられている。そのほか，尿道カテーテル，気管カテーテルなど多目的・多品種のカテーテルが用いられている。カテーテルの材料は，ポリ塩化ビニル，ポリウレタン，シリコーンなど**表3.14**に示した材料が一般的であり，ヘパリンなどの固定化により抗血栓性を高めた材料も用いられている。

表3.14 カテーテルに用いる代表的材料

軟質ポリ塩化ビニル
ポリエチレン
ポリウレタン
ポリテトラフルオロエチレン（テフロン）
シリコーン樹脂

3.4.2 血液回路

血液を体外循環するためには，透析器などに血液を導き，患者に戻すための血液回路が必要である。その材料として軟質ポリ塩化ビニル（PVC）が最も一般的である（7.4.2項〔3〕参照）。

その理由は，透明であり血液の状態を監視できること，柔軟であること，さらに安価であることである。また，血液透析などでは，血液ポンプとしてローラポンプを用いるが，PVCはローラの機械的圧迫に対し，十分な耐摩耗性と弾性をもっている。しかし，軟質PVCにはフタル酸ジ-(2-)エチルヘキシルなどの可塑剤が大量に添加されており，その可塑剤の溶出の影響が懸念されて

いる。

3.4.3 スキンボタン

中心静脈栄養カテーテルなど長期間留置することが多いカテーテルでは，皮膚とのすき間から細菌が入ることによる感染を防ぐことが非常に重要である。スキンボタンは，皮膚を貫通し体内と体外とを安全に連結する目的に用いられる部品のことを意味し，皮膚端子，あるいは経皮端子とも呼ばれている。各種の材料が試されたが，感染を防ぐことは困難であった。しかし，最近，人工骨などに用いられる無機材料であるヒドロキシアパタイトが，非常に有用であることが明らかとなった（7.3.2項〔4〕参照）。

ヒドロキシアパタイトを用いたスキンボタンを**図3.17**に示した。円盤状の底部を皮下に埋植し，カテーテルを装着させる中心部が皮膚を貫通する形状である。中心静脈栄養カテーテルのほか，経腸栄養カテーテルなどに用いられ始めている。

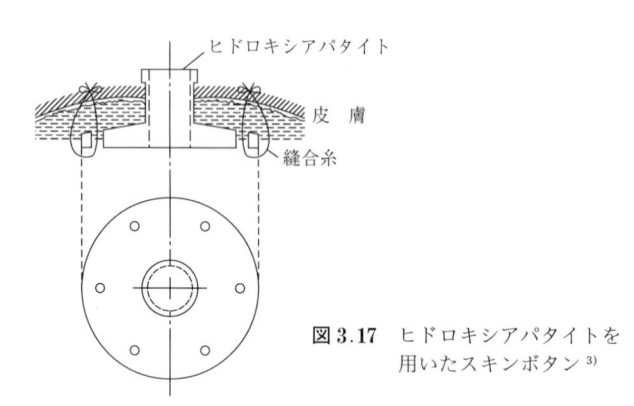

図 3.17 ヒドロキシアパタイトを用いたスキンボタン[3]

3.4.4 ブラッドアクセス用シャント

慢性腎不全に対する血液透析では，一定流量の血液を繰り返し確保する必要性があるため，動脈直接穿刺などの方法は好ましくない。そのため血液の出入り口としての**ブラッドアクセス**が必要となる。そのブラッドアクセスとしてシ

ャントが用いられる．シャントとは，短絡を意味し，動脈と静脈を短絡することによりつくられる．その方法には，**図 3.18** に示した**外シャント**と**内シャント**がある．

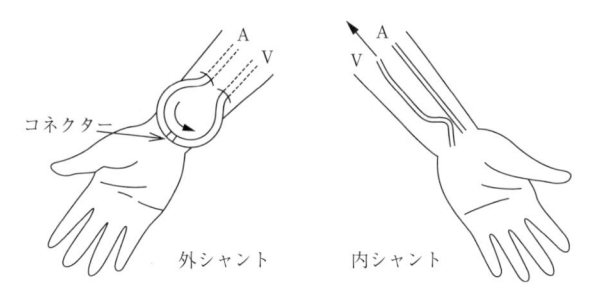

図 3.18 ブラッドアクセス[7]

外シャントは，カニューレを動静脈にそれぞれ挿入し，両者を体外において連結する方法である．人工透析時には，そのコネクタをはずし，血液回路と接続する．カニューレ，コネクタには血栓が生じにくいシリコーンゴムやテフロンが用いられているが，血栓を完全に防ぐことは困難であり，また，感染を生じやすいことが問題となっている．

内シャントは，カニューレを用いず，皮下で動脈と静脈を直接吻合する方法である．動脈の圧力により，吻合部の静脈血管が拡張し，皮下に血管の袋ができることで穿刺が容易となるばかりでなく，長期の使用が可能となる．

外シャントに比べ，血栓，感染の危険性が少なく，維持透析を受けている慢性腎不全患者の 90 % 以上は，内シャントを用いている．自家血管を用いて内シャントの作成が困難である場合，e-PTFE 人工血管を用いている．

3.5 まとめ

それぞれのデバイスに求められる医用機能性と生体適合性を**表 3.15** にまとめた．また，問題点など特筆すべきことを列記した．用いられている材料に関しては，本文を参照すること．

表3.15 医用デバイスの医用機能性と生体適合性

	医用デバイス	医用機能性	生体適合性	コメント
軟組織代替材料	眼内レンズ	透明性，軽量	長期安定性・適合性	
	人工乳房	柔軟性，形状保持	長期組織適合性	カプセル形成の肥厚化
	人工皮膚 ・創傷被覆材	細菌感染防止 浸出液の吸収と抑制 適度な水分透過性， 密着性・柔軟性	短期上皮適合性	
	・人工皮膚	上記機能のほか，表皮組織の形成促進	長期上皮適合性	表皮組織形成
	人工靱帯	機械的強度	長期適合性	機械的強度の劣化
	人工陰茎	伸縮性・形状保持	長期適合性	
硬組織埋植材料	人工関節	機械的強度 耐摩耗性	長期硬組織適合性	ボーンセメントの劣化（セメントタイプ）骨との固定（セメントレスタイプ）
	人工歯根	機械的強度	長期硬組織適合性 上皮組織密着性	感染防止
循環血液接触の体内埋植材料	人工血管	管状構造 縫着性	適正偽内膜形成能 パンヌス形成防止	管径6 mm以下には使用困難
	ステント	拡張性 構造保持性	血管適合性	再狭窄防止
	人工弁	開閉機能 機械的強度 耐摩耗性 血行動態	長期抗血栓性 血球非破壊	抗血栓性（機械弁） 耐久性・石灰化（生体弁）
	人工心臓・補助心臓 ・拍動型 ・連続流型	耐久的弾性体	抗血栓性 抗血栓性	血栓形成，出血 血栓形成，出血

表 3.15 （つづき）

	医用デバイス	医用機能性	生体適合性	コメント
体外循環治療用材料	血液透析	透析性 限外濾過性（水）	補体非活性	溶質透過性
	血液濾過	限外濾過性	補体非活性	溶質濾過性
	血漿分離器	血漿濾過		
	血漿成分分離	血漿成分濾過		
	吸着材 ・血漿成分 ・白血球	特異的吸着性 選択的吸着性		
	膜型人工肺 ・均質膜	酸素・二酸化炭素透過性	補体非活性（抗血栓性）	
	・多孔質膜	酸素・二酸化炭素透過性 血漿成分保持性	補体非活性（抗血栓性）	結露, 血漿の漏出
インタフェース材料	カテーテル	管状構造	（抗血栓性）	
	血液回路	管状構造 透明性	（抗血栓性）	
	スキンボタン	経皮構造	上皮組織適合性	感染防止
	シャント ・外シャント	管状構造 連結構造	（抗血栓性）	
	・内シャント （人工血管）	管状構造 穿刺性	（抗血栓性）	

引用・参考文献

1) Yannas I. and Burke J.：ASAIO 27：19（1981）
2) 日本機械学会 編：生体材料学, バイオメカニクスシリーズ, p.30, 43, オーム社（1993）
3) 尾野幹也：生体材料とは何か, p.106, 119, 丸善（1987）
4) ME・人工臓器, 新外科大学系 11, 中山書店
5) 筏 義人：生体材料学, p.122, 産業図書（1994）
6) 現代医療の最前線, 最新医学 6 月増刊号, p.103（2003）
7) 北岡建樹：ダイアローグで学ぶ腎不全と透析療法の知識, 南山堂（1990）

4 材料・生体相互作用と医用材料の生体適合性

　医用材料の備えるべき基本的条件は，医用機能性と生体適合性であることを1章において学んだ。材料の機能性のみならず，生体適合性が必要とされることが，医用材料の最大の特徴である。また，そのことが材料の選択・開発を困難なものとしている。この章では医用材料の最大のポイントというべき生体適合性について学ぶ。生体適合性を理解するためには，まず材料が生体と接触することにより生ずる生体反応を知る必要がある。

4.1 材料と生体の相互作用とは

　生体は自己と非自己を識別し，非自己すなわち異物に対しては，生体防御系による反応が生じる。医用材料も生体にとっては，異物であることに変わりがなく，医用材料が血液や組織に接触することにより，**図4.1**にまとめたような諸々の生体反応が生じてしまう。それらの反応は，材料の構造・組成により大きく異なっている。また，その材料が循環血液と接触するのか，あるいは，軟組織や硬組織に埋植されるのか，さらにその接触時間はどれほどかによって，同じ材料であってもその生体反応は異なってくる。一方，材料が生体と接触することにより，材料自身も変化を受け，生体成分の吸着・吸収，材料成分の溶出，さらに材料の劣化，分解などが生じてしまうこともある。縫合糸のように，ある一定期間の後，分解・吸収されることが好ましい応用もあるが，その

4.1 材料と生体の相互作用とは

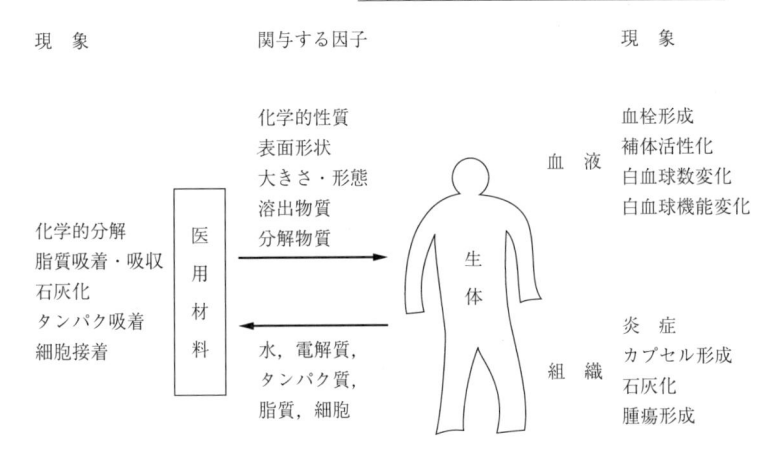

```
現　象              関与する因子                      現　象

                    化学的性質                        血栓形成
                    表面形状                          補体活性化
                    大きさ・形態            血液      白血球数変化
                    溶出物質                          白血球機能変化
化学的分解    医     分解物質
脂質吸着・吸収用            →
石灰化       材              生
タンパク吸着  料     ←      体
細胞接着                                              炎症
                    水,電解質,              組織      カプセル形成
                    タンパク質,                       石灰化
                    脂質,細胞                         腫瘍形成
```

図 4.1　材料-生体相互作用と関与する因子

材料の劣化が致命的な場合もある。

　生体にとって毒性のない材料であっても，その生体反応が好ましくない場合には，当然用いることができない。医用材料と生体との相互作用により生じる反応が，その材料の使用目的にかなっていること，すなわち生体適合性であることが重要である。では，材料と生体との相互作用により，どのような反応が生じるのであろうか。また，言葉を換えれば，どのような反応を防ぐことによって，その材料の使用が可能になるのであろうか。この章では，生体と材料の相互作用について解説するが，材料の用いられ方はいろいろであり，その相互作用をすべて述べることは困難である。そのため，医用材料の応用に関して最も重要と考えられる生体反応，すなわち血栓形成反応，補体活性化反応，アレルギー反応，炎症反応（初期炎症反応および組織修復反応），石灰化反応，および癌化反応について解説する。それぞれの反応がどのような時間経過で生じるのか大まかな目安を**図 4.2**に示している。なお，これらの反応は独立して生じることもあるが，それぞれ相互に密接に関連していることが多いことを念頭におく必要がある。

　これらの反応を理解するうえで重要なことは，材料と生体が接触すると，瞬時に血漿タンパク質の材料表面への吸着という現象が生じるということであ

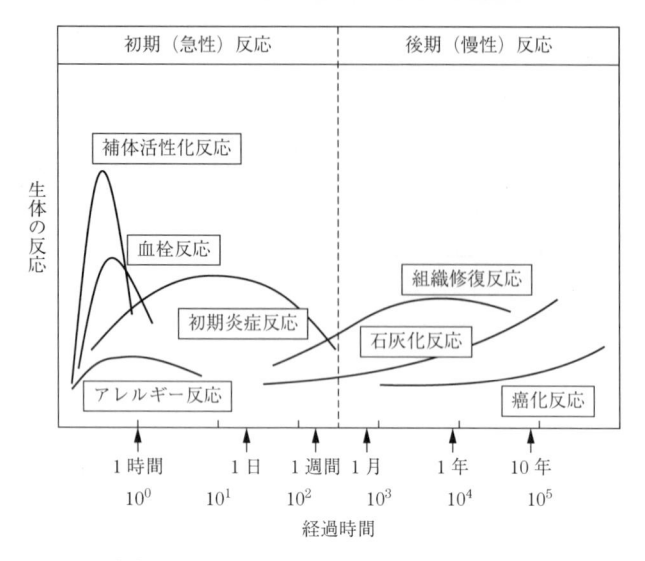

図4.2 材料-生体相互作用により生じる諸反応とその時間経過

る。細胞は材料と直接相互作用することはなく，材料表面に吸着した血漿タンパク質を介した相互作用となる。そのため，まず，材料表面への血漿タンパク質の吸着現象について解説する。

4.2　血漿タンパク質の材料表面への吸着

　血漿タンパク質の材料表面への吸着は，液体の血液と固体の材料との接触面が界面となり，**界面エネルギー**が存在するために生じる現象である。界面があるとなぜエネルギーが発生するのであろうか。その理由は，**図4.3**に示した液

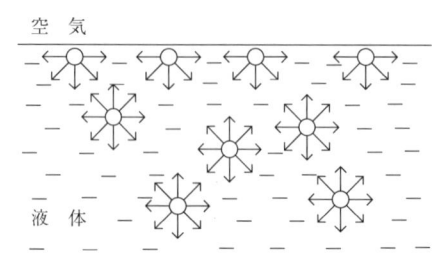

図4.3 液体の表面および内部における分子間の引力

体-気体界面の場合を考えるとわかりやすい。

　液体の内部にある分子は，すべての方向から等しい力で近接する分子から引力を受けている。しかし，気液界面の分子は，横方向と下方向からは同等な引力を受けるが，上方向は気体分子からの引力であり，その力は小さい。そのため表面の分子には下向き，つまり内部への引力が働くことになり，表面を小さくしようとする力となる。この力が**表面張力**である。雨が球体の水滴となる理由は，この表面張力のためである。

　表面張力は，表面の単位長当りの力として定義される。力に距離をかけたものがエネルギーであるため，表面張力は，単位面積当りのエネルギーと同じものであり，それが界面エネルギーである。言葉を換えると，界面は相内部と比較して，過剰なエネルギーをもち，それが界面エネルギーである。材料と血液の接触界面でも，基本的には同じ理由で界面エネルギーが生じている。

　エネルギーが存在する場合，より正確にいえば，自由エネルギー（エネルギーとエントロピー）であるが，そのエネルギーが減少する過程は，自然に生じる。タンパク質を構成しているアミノ酸は親水性，疎水性，イオン性のいろいろな性質をもつ側鎖を有しているため，材料表面の化学的性質が異なっていても，材料表面に吸着することができる（7.4.3項〔1〕参照）。タンパク質が吸着すれば，その界面はタンパク質となり，その界面エネルギーは減少する。そのため，材料と血液が接触すると，速やかに血漿タンパク質の吸着が生じる。その吸着挙動は，材料表面の性状と流体力学的要素（血液速度）および時間的要素（接触時間）に依存し，材料と使用状況が異なれば，その吸着タンパク質は異なることとなる。

　血漿タンパク質の材料表面への吸着現象は，材料-生体相互作用の基礎として広範な研究が行われた。上記の知見のほか，重要なものは以下の4.2.1～4.2.4項としてまとめることができる。

4.2.1　吸着タンパク質の脱着・交換

　この現象を明らかにした代表的研究として，Brashの実験結果を**図4.4**に示

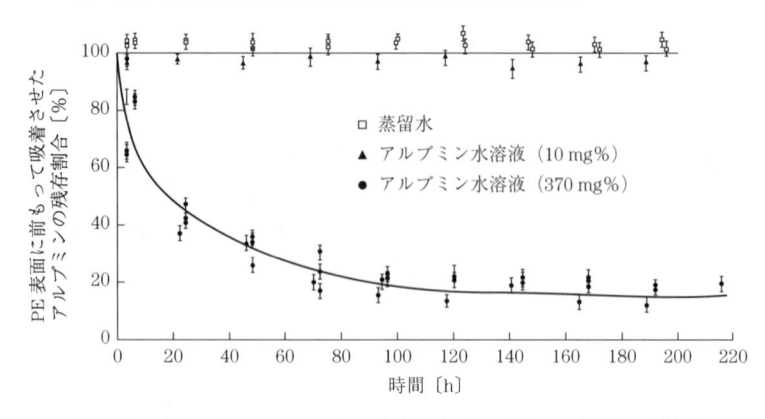

図4.4 ポリエチレンフィルムに吸着したアルブミンの脱着・交換[1]

した。この実験では，ポリエチレンフィルムに ^{125}I をラベルしたアルブミンを前もって吸着させた試料を用い，水あるいはアルブミン水溶液に浸漬し，ポリエチレン表面上に残存するアルブミン量を経時的に測定した。試料を水中に浸漬した場合には，アルブミン量に変化はなく，アルブミンの脱着は生じないことを示している。アルブミンが脱着すれば，ポリエチレン表面が再び水と接することとなり，界面エネルギーの上昇を意味する。そのような反応は外部的エネルギーが加えられない限り自然には生じない反応であり，必然的結果といえる。

一方，水溶液にアルブミンが十分に存在する場合には，ポリエチレン上の ^{125}I 量が減少した。この結果は，水溶液中のアルブミンと表面上の ^{125}I アルブミンが交換したことを意味している。アルブミン同士の交換が生じても界面エネルギーの観点からは相違はなく，妥当性のある現象といえる。このような吸着タンパク質の脱着・交換現象は，**Vroman効果**として知られているフィブリノーゲン脱着現象など多数の実験においても知られている。

4.2.2　IgGの吸着配向性

IgGは抗原に結合するFab部位と顆粒球・マクロファージなどに結合するFc部位があるが，Fabは親水性であるのに対しFcは疎水性であることが知

4.2 血漿タンパク質の材料表面への吸着

られている。そのため材料の親水・疎水性により、その吸着部位が異なることとなる。

図4.5に示したように疎水性材料では、Fc部位が配向吸着し、親水性材料にはFab部位が吸着する。そのため親水性材料では、Fc部位が血液に面することとなる。血小板、顆粒球、単球はFcに対する受容体を有するため、親水性材料にIgGが吸着した場合、その結合によってこれらの血球が粘着することとなる。IgGは血液中においてはそれらの細胞と結合しない。抗原との結合によりIgGの構造変化が生じ、Fc受容体に対するリガンド部位が現れることが知られているが、材料表面へのFab配向吸着によっても同様な構造変化が生じるものと考えられている

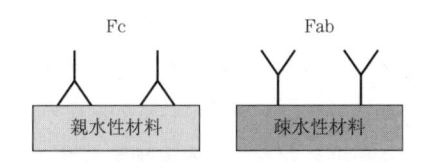

図4.5 材料の親水・疎水性によるIgGの配向吸着

4.2.3 吸着タンパク質の多層化

血漿タンパク質の材料への吸着実験の多くは、in vitro実験であり、アルブミン、フィブリノーゲンやγグロブリンなどの主要血漿タンパク質を用い、また低濃度、短時間接触の条件下で行うことが多い。それらの条件下では、血漿タンパク質の吸着は単分子吸着になることが知られている。しかし、人工心臓など長期間におよぶ血液接触では、吸着タンパク質の上にさらに血漿タンパク質が吸着し多層化することが知られている。後述するが、人工心臓材料の抗血栓性は、吸着タンパク質の多層化によりもたらされると考えられている。

4.2.4 吸着タンパク質の構造変化

血漿タンパク質の材料への吸着は、タンパク質の構造変化を伴う。高分子体

の立体構造は，その環境において最も安定な構造を形成するわけであるが，完全に水和された状態の構造と，材料に吸着された状態では，当然安定な立体構造が異なり，構造変化をきたすことになる。詳細は，4.3節以降で述べるが，細胞の材料表面への吸着は，吸着タンパク質の構造変化により現れた部位と，細胞の受容体との結合によるものが多く知られている。吸着タンパク質は，材料の表面化学性状によっては分解を伴う構造変化を起こす場合がある。それらは凝固系因子と補体系因子との相互作用において生じる。

4.3 血栓形成反応

血栓とは血液が凝固して生じた血液塊をいい，**血液凝固因子の反応**と**血小板反応**の密接な連携により形成される。血栓反応は，血管の傷害に伴う大量出血を防止する生体必須の防衛反応である。しかし，血管が障害を受けない限り，通常，血管中を流れる血液は凝固することはない。それはなぜであろうか。その理由は，血管の血液接触面に存在する**内皮細胞**の働きのためである。図4.6に模式図を示した内皮細胞は，プロスタサイクリンやアンチトロビンⅢなどの物質を分泌し，血栓形成反応を積極的に防止している。血管が傷害を受けると，コラーゲン組織が血液と直接に接触し，図4.7に示した止血反応が開始される。また，血管が収縮し，血流を減少させることにより，血液の損失を減らすとともに血栓形成を容易とする。

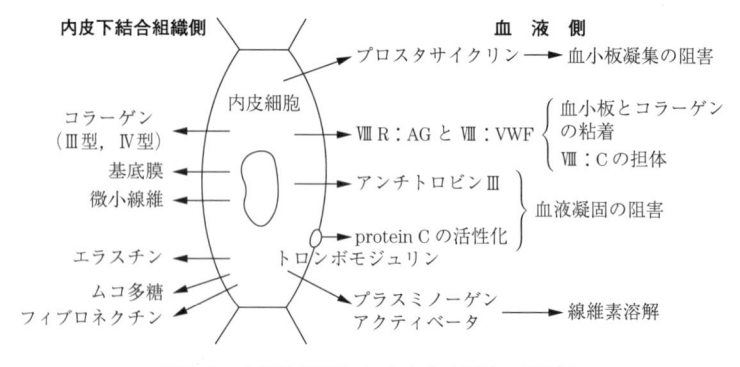

図4.6 血液を凝固から守る内皮細胞の役割 [2]

4.3 血栓形成反応　69

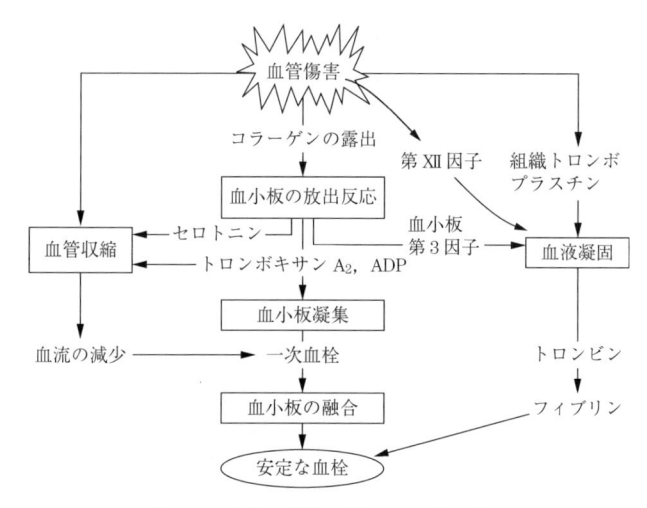

図4.7 血管の損傷に始まる止血反応[2]

凝固系反応は血漿タンパク質である凝固因子による**カスケード反応**である。凝固系因子には，慣用名とともにローマ数字がつけられた11種類の因子に，プレカリクレンと高分子キニノーゲンを加えた13種類のタンパク質とカルシウムイオンが含まれる（**表4.1**）。その反応機構には，**図4.8**に示した二つの反応経路がある。**内因系反応**は，ハーゲマン因子と呼ばれる第XII因子の活性化に始まる経路であり，**外因系反応**は，組織トロンボプラスチン（組織因子）と呼ばれる第III因子により開始される経路である。組織因子は血液には含まれておらず，血管壁が破損した場合に生じる細胞由来の因子である。両者は，第X因子反応以降の過程で共通な反応経路をたどり，フィブリノーゲンをフィブリンに変えることにより不溶性の線維を形成する。

血小板反応は，血小板がコラーゲンやフィブロネクチンなどの内皮細胞下組織の細胞外マトリックスや接着因子に結合することにより開始される（血小板の粘着）。血小板の粘着は，**図4.9**に示したように血小板細胞膜上の受容体との結合反応により生じる。これをリガンド結合と呼ぶが，コラーゲンなどはリガンドとなる特定のアミノ酸配列を有し，血小板を粘着させる。血小板は平均直径1～2 μmであり，粘着すると，**図4.10**のように偽足(ぎそく)を出し，さらに広

表 4.1　血液凝固因子

因子番号	名称	活性型
I	フィブリノーゲン（fibrinogen）	フィブリンサブユニット (fibrin subunit)
II	プロトロンビン（prothrombin）	セリンプロテアーゼ (serine protease)
III	組織因子（tissue factor）	
IV	カルシウムイオン（calcium ion）	
V	プロアクセレリン（proaccelerin）	補助因子（cofactor）
VII	プロコンバーチン（proconvertin）	セリンプロテアーゼ
VIII	抗血友病因子（antihaemophilic factor/von Willebrand 因子）	補助因子
IX	クリスマス因子（Christmas factor）（血漿トロンボプラスチン成分（plasma thromboplastin component））	セリンプロテアーゼ
X	Stuart-Prower 因子	セリンプロテアーゼ
XI	血漿トロンボプラスチン前駆体（plasma thromboplastin antecedent）	セリンプロテアーゼ
XII	Hageman（接触（contact））因子	セリンプロテアーゼ
XIII	フィブリン安定化因子（fibrin stabilizing factor）	トランスグルタミナーゼ (transglutaminase)
−	プレカリクレイン(prekallikrein)(Fletcher 因子)	セリンプロテアーゼ
−	高分子キニノーゲン（HMW kininogen）（Fitzgerald 因子）	補助因子

〔注〕　フィブリノーゲン，プロトロンビン，組織因子，カルシウムイオンは，ローマ数字の因子番号より名称が好んで用いられている。第VI因子はもとの活性化第V因子のことで，現在は欠番となっている。キニン系の命名は，プレカリクレインと高分子キニノーゲン（HMWK）もやはり凝固系に関与することがわかる以前になされた。

がって強く粘着する。

　図 4.11 に示したように，血小板は無核の細胞であるが，各種の物質を含む顆粒をもっており，活性化過程において放出される。これらの物質には血小板を活性化するものが多く含まれており，血小板反応がより増幅され，相互の凝集が促進される。

　すでに述べたように，血管中を流れる血液は内皮細胞の働きにより凝固しない。内皮細胞をもたない医用材料では，程度の差はあるが，血栓形成反応が生じてしまう。そのため血栓反応をいかに防ぐかが重要な課題となる。材料表面における血栓形成反応の機構を**図 4.12** に示した。材料と血液が接触すると，4.1 節で述べたように，まず血漿タンパク質の材料表面への吸着という現象が

4.3 血栓形成反応　　71

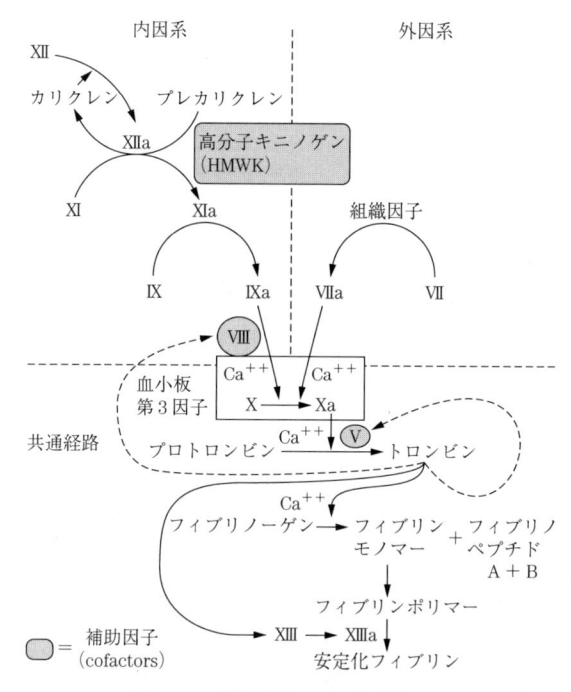

図4.8 血液凝固因子の反応経路[2)]

生じる。そのため，血小板は材料表面と直接に接触するのではなく，材料に吸着した血漿タンパク質を介して相互作用する。したがって，材料により吸着タンパク質の種類，性質などが異なるため，血小板の活性化の程度に差が生じる。血小板はタンパク質の **RGD 配列**（アルギニン-グリシン-アスパラギン酸）に対する受容体（GPⅡbⅢa）を有している。フィブリノーゲンのような RGD 含有血漿タンパク質が材料表面に吸着した場合，そのリガンド-受容体結合により血小板が粘着しやすくなる（**図4.13**）。

　凝固因子反応には，内因系と外因系の2経路あることを述べたが，血液透析など循環血液と材料との接触による血液凝固反応では，内因系が重要となる。その内因系の活性化は，材料表面において，図4.14 に示したように第Ⅻ因子，高分子キニノーゲンおよびプレカリクレンが複合体を形成することにより始まる。第Ⅻ因子は分解し，活性化酵素となり，血管が傷害した場合と同様に，反

せん断応力なし ‖ せん断応力あり

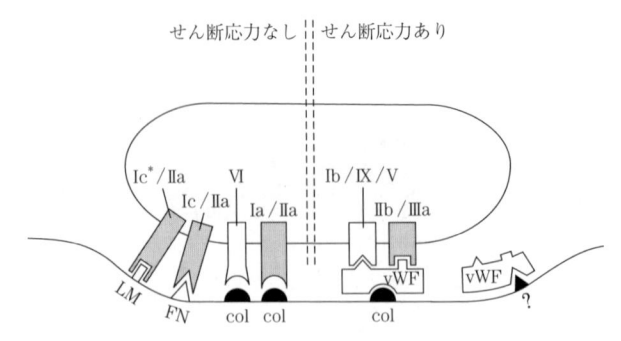

(図中ラベル: Ic*/IIa, Ic/IIa, VI, Ia/IIa, Ib/IX/V, IIb/IIIa, LM, FN, col, col, col, vWF, vWF, ?)

血管の内皮細胞がはがれると内皮下組織が現われ，マトリックス中のコラーゲン (col)，フィブロネクチン (FN)，ラミニン (LM) が流血に直接にさらされる。高い shear stress の下（細動脈に相当）では，図の右側のようにマトリックスに vWF がまず粘着して，これに血小板の GPIb/IX 複合体が結合することにより血小板の粘着が成立する。この際 vWF の RGD ペプチドを介して GPIIb/IIIa に結合することも考えられている。またコラーゲン以外のマトリックスにも vWF が結合して同様に血小板の粘着を惹起することも充分に可能性がある。一方，shear stress の低い状況では，図の左側のような粘着が行われるとされる

図 4.9 血管内皮下組織への血小板粘着に関係するマトリックスの成分と血小板側のレセプター [3]

応が進行する。活性化した第XII因子は，つぎのステップの因子を活性化し，段階的につぎつぎと凝固因子が活性化され，最終的にフィブリノーゲンがフィブリンとなり，繊維状のフィブリンネットが形成する。このような段階的活性化反応をカスケード反応というが，カスケード反応は，その反応の増幅，またはインヒビタによる調節が容易で，生体の優れた仕組みの一つである。4.4 節で述べる補体の活性化過程もカスケード反応である。なお，第XII因子の活性化が生じる接触相反応において，高分子キニノーゲンからブラジキニンが生成する。ブラジキニンは，いろいろな生理作用をもっており，後述する炎症反応の惹起物質の一つである。

この凝固因子活性化の開始反応は，材料表面上の化学性状に依存し，硫酸基，カルボキシル基などの陰性荷電を有する材料において顕著に起こる。一方，陽性荷電含有材料では，まったく活性化しない。非イオン性材料において

4.3 血栓形成反応

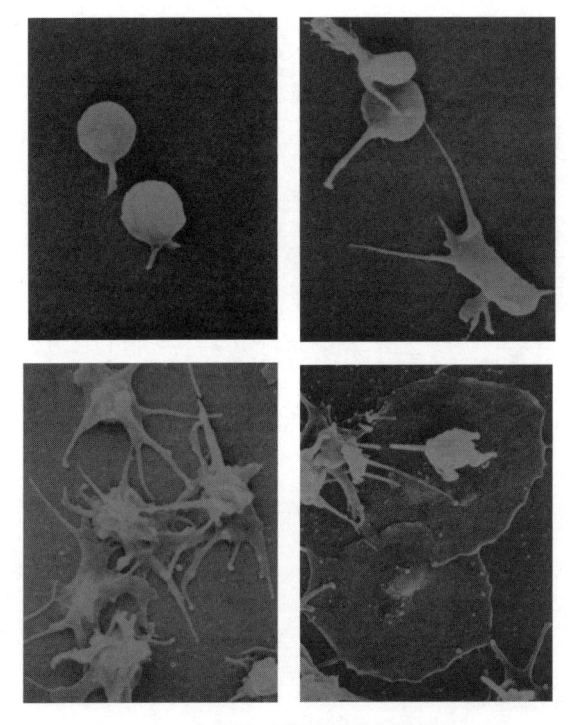

図 4.10 血小板の活性化に伴う形態変化

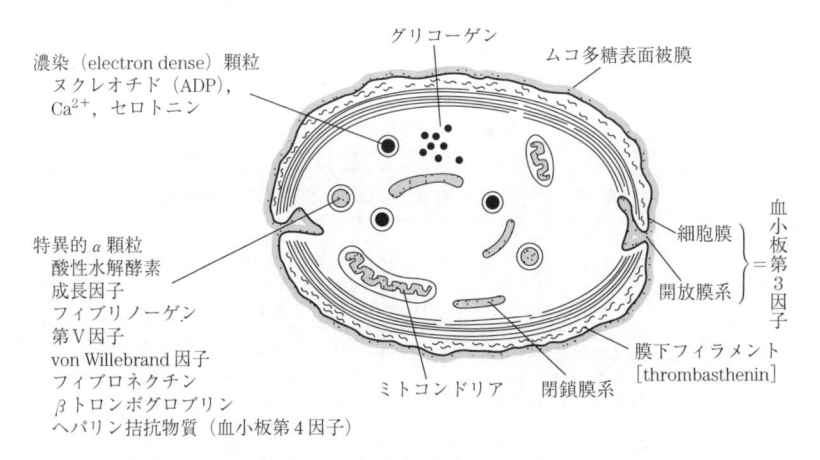

図 4.11 血小板微細構造の模式図[2]

濃染 (electron dense) 顆粒
　ヌクレオチド (ADP),
　Ca^{2+}, セロトニン

グリコーゲン

ムコ多糖表面被膜

特異的 α 顆粒
　酸性水解酵素
　成長因子
　フィブリノーゲン
　第 V 因子
　von Willebrand 因子
　フィブロネクチン
　β トロンボグロブリン
　ヘパリン拮抗物質 (血小板第 4 因子)

細胞膜
開放膜系
膜下フィラメント
　[thrombasthenin]
ミトコンドリア
閉鎖膜系

血小板第 3 因子

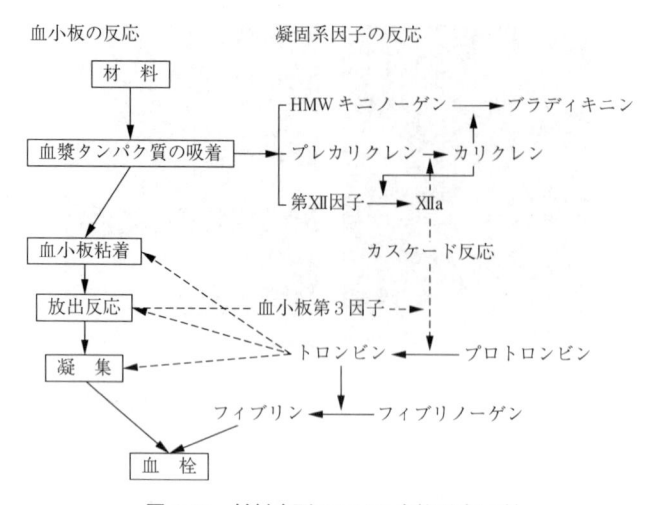

74   4. 材料・生体相互作用と医用材料の生体適合性

```
血小板の反応           凝固系因子の反応
      ┌─材料─┐
         ↓            ┌─ HMW キニノーゲン ──→ ブラディキニン
   血漿タンパク質の吸着 ─┼─ プレカリクレン ⇄ カリクレン
         ↓            └─ 第XII因子 ── XIIa
      血小板粘着                    ↓
         ↓          カスケード反応
      放出反応 ←──── 血小板第3因子 ──┐
         ↓                          ↓
       凝 集 ←─── トロンビン ← プロトロンビン
         ↓              ↓
         ↓         フィブリン ← フィブリノーゲン
         ↓
       血 栓
```

図 4.12 材料表面における血栓形成反応

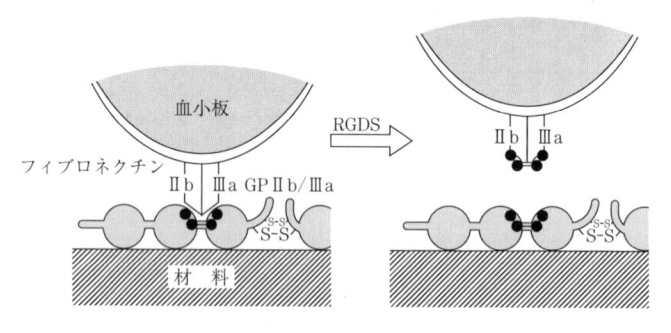

図中の表:

接着性 タンパク質	血漿中における 濃度 〔mg/ml〕	接着部位の アミノ酸配列
フィブリノーゲン	2 ～ 4	RGDS （or RGDF）
フィブロネクチン	0.2 ～ 0.4	RGDS
ビトロネクチン	0.1 ～ 0.4	RGDV
von Willebrand 因子	0.01 ～ 0.02	RGDS
コラーゲン	──	RGDT

RGD：Arg-Gly-Asp, S：Ser, F：Phe, V：Val, T：Thr

材料に吸着したタンパク質の RGD 配列部位に，血小板 II b III a 受容体が結合する．RGD 配列をもつ合成ペプチドを添加すると，材料表面への吸着が阻害される

図 4.13 接着性タンパク質の接着部位（RGD）と血小板レセプター[4]

4.3 血栓形成反応　75

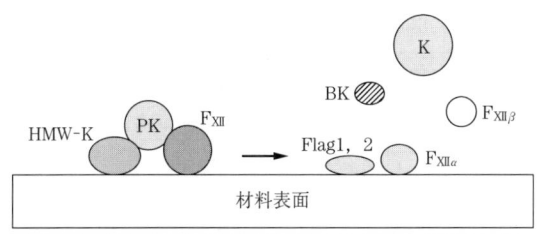

活性表面：陰性荷電体表面（デキストラン硫酸，ポリアクリル酸など）

F_{XII}：第XII因子，PK：プレカリクレン，HMW-K：高分子キニノーゲン，BK：ブラディキニン，K：カリクレン

図 4.14 材料表面における凝固系活性化

は，ポリビニルアルコール，デキストランやポリアクリルアミドなどの電子受容型（電子を引付けやすい性質）のものでは活性化せず，ポリオキシメチレン，ポリメチルビニルエーテルなどの電子供与型（電子を出しやすい性質）のものではわずかな活性化が起きている。ポリエチレン，ポリジメチルシロキサンなどの疎水性材料は活性化を起こさないが，ポリアミド，ポリエステル，ポリウレタンなどの極性基を有するものでは弱い活性化が報告されている。

　凝固系因子の反応と血小板反応とは密接に関連している。フィブリノーゲンをフィブリンへ転化させるトロンビンは，血小板の凝集や放出反応も活性化する。血小板活性化過程に細胞膜上に現れるリン脂質（血小板第3因子）は，凝固因子反応の足場となり，反応を促進する（図4.8参照）。さらに血小板顆粒からフィブリノーゲンをはじめとする各種の凝固因子も放出する。このように凝固系と血小板が相互に反応を促し合い，最終的に血小板凝集塊とフィブリン繊維がからみ合った血栓が形成される。なお，血液の流れが遅い場合には，赤血球も取り込まれた赤色血栓が，血流が速い場合には，血小板とフィブリンからなる白色血栓が形成される。

　材料と血液との接触により生ずる血栓反応は，材料の性質の表面化学的性質や，構造（平滑面か粗面か）による影響のほか，血液の流速の影響と接触時間の影響を考慮することが必要である。さらに生体側の因子，例えば凝固因子の濃度，血小板機能，薬物なども影響を与える。そのため，材料による血栓反応

は，非常に複雑である。明らかなことは，内皮細胞の能動的な働きをもたない現在の医用材料では，生体の血管と同程度に抗血栓性であるものは一つもないことである。すなわち，程度の差はあれ，血栓が生じることとなる。そのため，現在臨床で用いられている材料は，以下の四つの方法を用い，血栓形成を防いでいる。

〔1〕 **抗凝固剤の投与**

生体に血栓反応を阻害する薬剤すなわち**抗凝固剤**を投与し，凝固能を低下させ，血栓形成を防止する方法である。人工腎臓，人工肺，アフェレシス療法など短時間の血液接触の場合には，**ヘパリン**が多く用いられている。ヘパリンは凝固反応阻害物質であるアンチトロンビンIII（図4.6参照）と結合し，その作用を強めることにより，抗凝固作用を発揮する（**図4.15**）。しかし，ヘパリンは接触相反応を阻止できないため，キニン系の活性が起こりブラジキニンが生じる。ブラジキニンはキニン系の分解酵素であるキニナーゼIIによって分解されるが，**アンジオテンシン変換酵素**（angiotensin converting enzyme，**ACE**）阻害剤はこのキニナーゼIIの働きを阻害するため，ブラジキニンの分解が遅延する。そのためACE阻害薬服用患者では，その失活が起こらず，ブラジキニンの作用により血圧低下が生じる。透析患者においては高血圧治療のため，ACE阻害薬を服用している患者も多く，注意が必要である。また，高脂血症の治療に用いられるLDLアフェレシスでは，硫酸デキストラン（硫酸基の陰

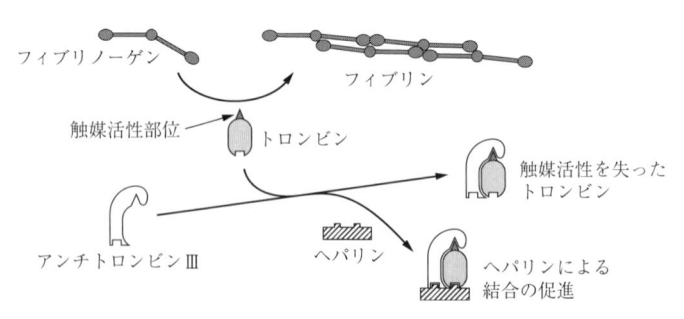

ヘパリンはアンチトロンビンIIIと結合し，アンチトロンビンIIIの作用を強めることにより血液凝固反応を抑制する

図4.15 ヘパリンの抗凝固作用 [5)]

性荷電）やポリアクリル酸（カルボキシル基の陰性荷電）などの吸着材が用いられるが，接触相反応が顕著に生じていることを念頭におくことが大切である．

抗凝固剤としてタンパク質分化酵素阻害薬であるメシル酸ナファモスタット（フサン）を使用した場合では，ブラジキニンの生成を抑えることが可能である．人工弁，人工心臓など長期間使用の場合には，経口薬であるワーファリンが多く用いられる．ワーファリンは凝固系因子の合成を阻害し，抗凝固作用を発揮する．そのほか，抗血小板薬であるアスピリンなども用いられている．

〔2〕 低血栓反応性材料の平滑表面

血流が速い部位での使用では，「洗い流し効果」により血小板粘着の防止，活性化した凝固因子の希釈が可能で，血栓の形成が防止できる．人工心臓や人工弁などに用いられている方法である．また，すでに述べたように，これらの長期間に及ぶ血液接触では，吸着タンパク質の多層化が生じる．材料に直接吸着したタンパク質により，界面エネルギーが減少するため，2層目の吸着タンパク質の構造変化は，一層目より軽度となることが考えられる．そのため，多層化した吸着層の最上部層，すなわち血液と接触する界面における吸着タンパク質の構造変化は，最も軽度であり，血小板の活性化が生じないものと考えられている．このように，吸着タンパク質の多層化も平滑表面の抗血栓性に寄与していると考えられている．

〔3〕 偽内膜形成

材料表面に血栓を生じさせ，偽内膜という組織を形成させる方法である．血流の速い部位の応用に用いることが可能である．詳しくは3章において述べたが，人工血管や人工心臓にも用いられている．

〔4〕 抗凝固剤固定化・徐放材料

ヘパリンなどの抗凝固薬を材料表面に固定化することにより抗血栓性を得るか，あるいは徐々に放出することにより血栓反応を抑える方法である．カテーテルや人工肺などに用いられている．

4.4 補体活性化反応

補体系は約20種類の血漿タンパク質から構成されており，液性免疫機構の重要なシステムである。侵入してきた病原菌などに対し反応し，その菌を溶解させ殺菌する直接作用（溶菌作用）のほか，白血球による貪食を促進する作用（オプソニン作用），白血球をその患部に導く作用（白血球遊走作用），また，白血球の一部を活性化する作用など多彩な機能をもっている。後述する炎症反応を発現させる主要な担い手である。

その反応は凝固系と同様に，カスケード反応であり，図 4.16 に示したように，二つの活性化経路がある。**古典経路**は，抗原に結合した抗体により活性化が開始される。**副経路**は，細菌の細胞膜成分などにより活性化される。それらの活性化により生成する補体分解成分により，多彩な作用が生じる。

材料と血液との接触による活性化は，セルロース（図7.30参照），ポリビニ

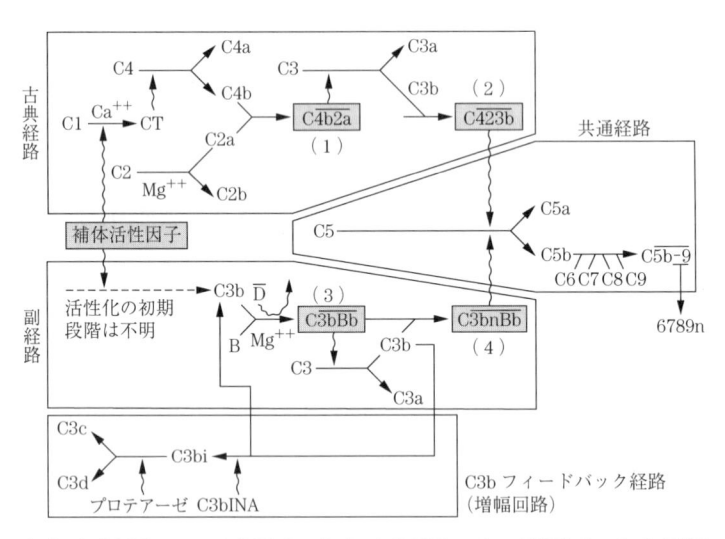

（1）古典経路のC3交換酵素，（2）古典経路のC5交換酵素，（3）副経路のC3変換酵素，（4）副経路のC5変換酵素，：曲線矢印は酵素活性ならびに活性化因子に依存する反応を示している

図 4.16 補体系の活性化経路 [6]

4.4 補体活性化反応

ルアルコール（7.4.2項〔3〕参照）やナイロン（7.4.2項〔2〕参照）などにおいて顕著であり，おもに副経路により活性化が起こる。副経路活性化の機構は，図4.17に示したように，C3が限定加水分解して生じた補体成分C3bの特定部分が -OH 基，-NH₂ 基などの活性水素と反応し，材料表面に結合されることにより開始される。そのためセルロース（図7.30参照）などこれらの官能基を有する材料によって強く活性化が生じる。また，抗体のIgGが材料表面に吸着することにより，補体の古典経路も活性化されることもある。すでに述べたように材料の親水・疎水性により，その吸着部位が異なっている。親水性材料には，Fab部位が吸着する。そのため親水性材料では，図4.17のようにFc部位が血液に面することとなる。その吸着によりIgGの構造変化が生じ，抗原と結合した場合と同様な構造となるため古典経路の活性化が生じると考えられている。

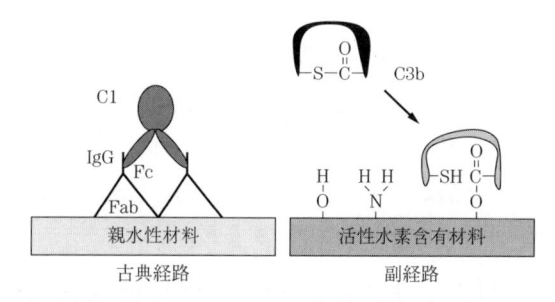

図4.17　材料表面における補体活性化反応の開始

材料による補体の活性化は，生体にいろいろな影響を与えることが知られている。図4.18に示したように，人工透析やアフェレシス療法を行うと，開始15〜30分後に，血液中の白血球数が減少する。好中球が肺の毛細血管に付着することにより生ずるこの現象は，補体の活性化により生ずるC5aが原因である。好中球はC5aに対するレセプターをもっており，その結合により好中球の粘着性が増加し，毛細血管に補促されやすくなる。人工透析では，体内に返血後，最初に到達する毛細血管系が肺であるため，肺への集積が生じる。また，C5aはC3aとともに肥満細胞に作用し，ヒスタミンを遊離させるため，

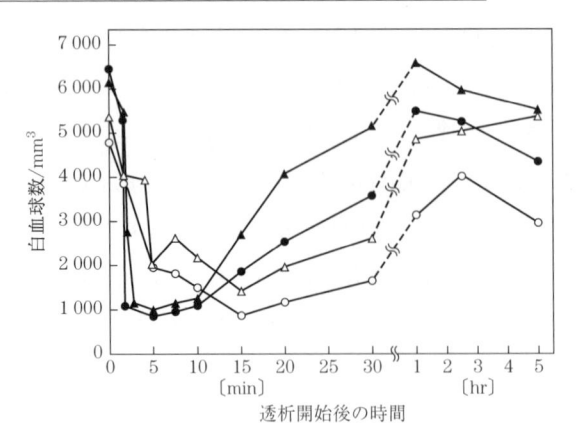

図4.18 再生セルロース膜を用いた血液透析における白血球の一過性減少[7]（患者数4人）

4.5節で述べるアレルギー症状への関与も考えられている。人工透析は，長期間，繰り返し行われるので，補体活性化の慢性的影響が危惧されているが，長期人工透析患者への影響に関しては明らかとなっていない。しかし，補体の多彩にわたる生理作用を考えた場合，その活性化が繰り返されることは好ましいものとは考えられず，補体活性化反応の少ない透析膜の使用が望まれている。また，すでに述べたが補体の分解成分は炎症反応の惹起物質でもあり，材料に対する生体反応において，重要な因子と考えられている。

また，補体の活性化は細胞の材料への吸着挙動にも影響を与える。補体の活性化により生じたC3bは材料表面上に固定化され，C3b受容体を有する顆粒球や単球を粘着する。顆粒球・単球の吸着材として臨床に広く用いられているアダカラムは，セルロースジアセテートのビーズ状材料であり，その吸着機構として，C3b受容体を介した結合と考えられる（3.3.2項参照）。また，すでに述べたIgGを介した吸着機構も考えられている。

4.5 アレルギー反応

アレルギーとは，生体に有害な免疫反応を意味している。その発現機序により図4.19に示したように，つぎの4種類に分類されている。

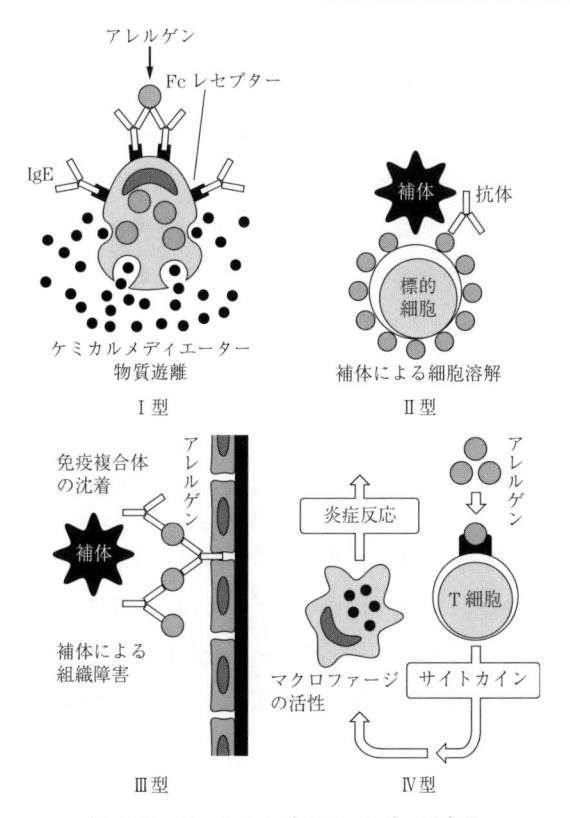

図 4.19 四つのタイプのアレルギー反応[8]

Ⅰ型アレルギー　　IgE抗体による障害で，アトピー性アレルギーとして知られている。
Ⅱ型アレルギー　　IgG抗体やIgM抗体による障害。
Ⅲ型アレルギー　　IgG抗体の免疫複合体による障害。
Ⅳ型アレルギー　　感作リンパ球による障害。

医用材料がアレルゲンとなるためには，ある一定以上の高分子量物質であり，また樹状細胞などの抗原提示細胞に取り込まれる必要がある。そのため材料自体がアレルゲンとなる可能性は低いものと考えられる。しかし，金属材料の場合，特に，ニッケル含有金属においてアレルギー性皮膚炎が報告されている。その原因として，溶け出した金属イオンが血漿タンパク質と結合し，血漿

タンパク質が変質することによりアレルゲンとなるものと考えられている。高分子材料の場合，材料副資材の溶出や分解生成物によりアレルギー反応が生じることが考えられる。人工透析を行うことにより，嘔吐，頭痛，そう痒，発熱などアレルギーと似た過敏症症状を起こすことが知られている。その原因として，血液回路に用いるポリ塩化ビニルの可塑剤，滅菌に用いるエチレンオキサイドの残留などの影響が考えられている。また，4.4節の補体活性化により生成するC5aやC3aは，アナフィラトキシンとも呼ばれる物質であり，肥満細胞に作用してヒスタミンを遊離させることによりアレルギー症状を引起こすことも考えられる。

4.6 炎症反応

炎症とは生体組織に損傷をもたらすような刺激（けが，やけどなどの物理的傷害因子，薬物，酸などの化学的傷害因子，細菌，ウイルスなどの病原生物，また，異物など）に対する反応で，その刺激を解消し，生理的な状態に回復させるように図られる一連の営みを意味している。材料を埋植した場合にも炎症反応が生じることとなる。

炎症反応はその原因はなんであれ，その初期には発熱，発赤，腫脹，疼痛の症状を伴う一定の反応が生じる。多くの場合は治癒に至るが，その刺激が強い場合には，組織の壊死を生じることにもなる。その反応の典型的なパターンを図4.20に示したが，破壊された肥満細胞から遊離するヒスタミン，血小板からのセロトニン，また，血漿成分の活性化により生じる凝固系因子，補体分解成分，ブラジキニンなどの作用により，1）局所への血液供給の増加，2）毛細血管の透過性の増大，3）血管から組織への細胞の遊出，が起こる。細胞の遊出は好中球に始まり，マクロファージ，リンパ球が集積し，最後に**繊維芽細胞**（fibroblast，**FB**）が現れる。炎症の原因となった刺激が軽度の場合には，ほとんど痕跡なく治癒する。しかし，組織の損傷が大きな場合では，繊維芽細胞の増殖，毛細血管の新生が見られるようになり，肉芽組織が生じ，組織の欠損を補充し，修復が行われる。

4.6 炎症反応   83

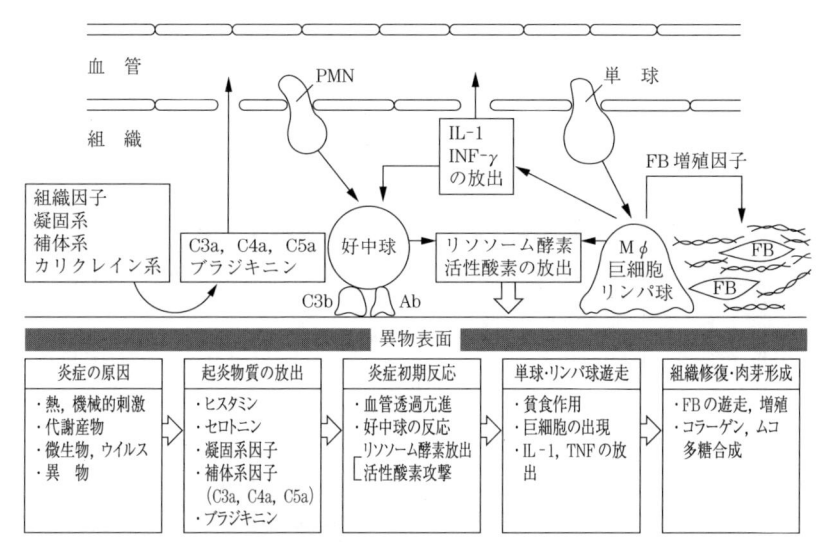

図4.20 炎症反応の機序 [9]

　生体材料が組織に埋め込まれた場合の炎症反応を考えるにあたっては，その材料を埋め込むために行われる外科的操作によって一連の炎症反応が生じることをまず念頭におくことが必要である．手術によって組織，細胞，血管は損傷を受けるわけであり，その傷害に対する修復反応すなわち炎症反応が生じることになる．

　材料が埋植された場合には，その組織内の空間を占めることの影響のほか，材料と組織との接触による影響が，その反応過程にさまざまな修飾を与える．その炎症反応に及ぼす因子を図4.21に示したが，材料の大きさ・形状などの物理的要因，材料の表面化学構造，溶出物，分解産物などによる化学的要因に大別される．また，材料が埋植部位において動かされるような場合には，その機械的な刺激が重要な因子となる．

　溶出物や分解産物など材料からの刺激物質が多い場合，周辺組織の壊死をもたらすこともあり，そのような材料は当然ながら，医用材料として不適格である．刺激性溶出物がない場合でも，埋植される材料は生体にとってあくまでも異物であるため，好中球，マクロファージなどの貪食作用により排除が試みら

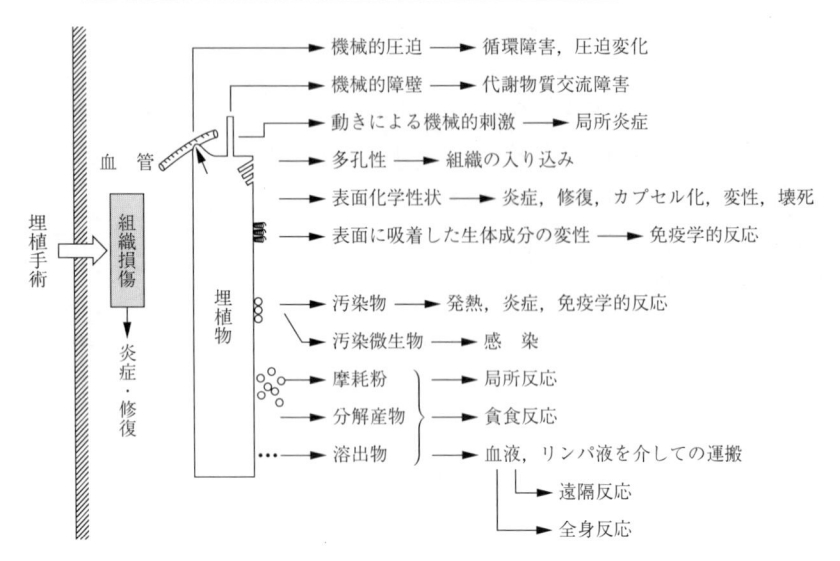

図4.21 埋植材料による生体反応 [10]

　れる。しかし，用いられる材料は，これらの細胞によって貪食されるにはサイズが大きすぎることが多く，その場合には，材料のまわりに結合組織が形成される。結合組織により材料が覆われることを**被包化（カプセル化）**と呼び，材料は生体においてほかの組織から隔離・排除されることとなる。その結合組織が肥厚化したものを，**肉芽組織**と呼んでいる。この被包化という現象は，長期間の軟組織埋込材料に対する最も一般的な生体反応である。そのカプセルの厚さは，図4.21の諸因子に影響されるが，形成されたカプセルが材料の使用目的を損なわない場合には，生体適合性となる。

　人工乳房において，当初はシリコーンオイルを直接注入していたが，組織内に複雑に入り込んだシリコーン表面に肉芽組織が形成され硬い組織となり，摘出が必要となった。そのため，組織との接触面積を減らすため，シリコーンバッグを用いる現在の方法となった。しかし，シリコーンバッグ製人工乳房においても，カプセルが肥厚化する場合があり，その一因として，機械的刺激が考えられている。機械的刺激によるカプセルの肥厚化の代表的な例として，コンプライアンスバッグの周囲に形成したカプセルを図4.22に示した。

4.6 炎症反応　85

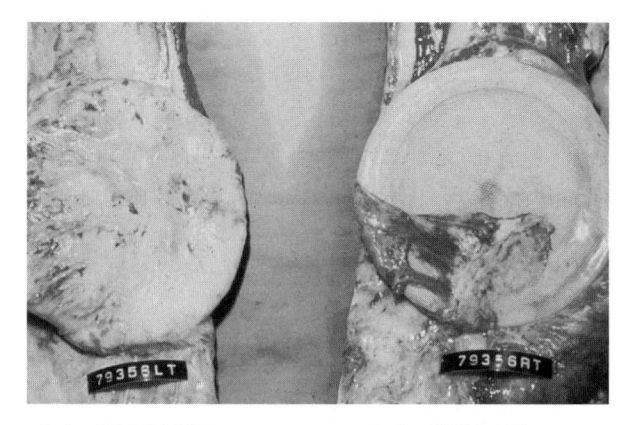

（a）機械的刺激あり　　　　（b）機械的刺激なし
図 4.22　コンプライアンスバッグ埋植後のカプセル形成

　コンプライアンスバッグとは，体内埋込式左心補助心臓システムに必要なものである。血液ポンプのダイヤフラムを拍動させる際に，その反対側の容積変化に対応する装置であり，血液ポンプの裏側スペースと接続した袋である。図 4.22 に示したコンプライアンスバッグは，シリコーンゴム製であり，牛の外胸部に長期間埋め込んだものである。左のバッグは補助心臓を駆動したときと同様に，バッグを周期的にふくらまし，右のバッグは動かさなかった。その結果，左のバッグのカプセルは顕著に肥厚化し，機械的刺激がない右のバッグでは，薄い安定したカプセルが形成された。

　同じ材料であるのに，なぜこのような違いが生じたのであろうか。その理由は，バッグが動くことにより，形成されたカプセルが剥離し，シリコーン表面上で再びカプセル形成反応が生じたためである。カプセルの剥離と再形成が繰り返されることにより，肥厚化したわけである。カプセルが厚くなると，使用目的に適さないため，バッグ表面を粗面化し，剥離を防止することにより実用化が可能となった。

　なお，病理学における炎症反応の定義では，炎症とは反応惹起物質の生成に始まり，組織修復再生までの一連の組織反応過程を意味しているが，材料を埋植した場合には，初期炎症反応と組織修復反応とを区別することが一般的であ

る。その理由は，材料を埋植した場合にはカプセル形成という組織修復反応が重要であるためである。そのため材料埋植時の炎症反応とは，外科的侵襲に由来する初期炎症反応を意味することが多い。

4.7 石灰化反応

石灰化とはリン酸カルシウムの沈着が起こる現象であり，生理的石灰化と病的石灰化に分類される。生理的石灰化とは，骨や歯の形成反応であり，骨芽細胞が主体となって行われる反応である。病的石灰化とは，軟組織にリン酸カルシウムの沈着が生じる現象であり，異所性石灰化とも呼ばれている。高カルシウム血症や高リン血症による転移性石灰化と，腫瘍，炎症などにより変性・壊死した細胞や組織にリン酸カルシウムの沈着を起こす異栄養性石灰化が知られている。転移性石灰化は慢性腎不全に伴う軟組織石灰化があり，異栄養性石灰化は動脈硬化症などに伴う石灰化として知られている。

医用材料における石灰化反応とは，その材料の表面，内部，あるいは付着組織内にリン酸カルシウムの沈着が生じる現象を意味している。人工骨など硬組織埋植材料では，石灰化は好ましい反応である。すでに述べたように，石灰化を促進する目的で，リン酸カルシウム系材料が人工骨材料や人工関節材料として用いられている。

軟組織埋植材料や血液接触材料などにおいて石灰化反応が生じた場合，材料が硬化するなど種々の問題が生じる。この分野の応用における石灰化は，生体組織を用いた人工弁（生体弁），人工心臓の血液接触材料，人工血管，子宮内避妊材料，コンタクトレンズなどで報告されている。材料自体が石灰化する場合と，材料表面に粘着した細胞や，形成された組織が原因となる場合が知られている。前者の石灰化において，その機序はまだ明らかではない。後者の石灰化は，異栄養性石灰化と同様に，壊死細胞を起因としたものと考えられている。人工心臓の偽内膜形成用材料では，偽内膜の厚さがある一定以上になると石灰化が生じ，また，材料を軟組織に埋め込んだ場合は，形成されるカプセル被膜が厚くなると石灰化が起こりやすくなる。その石灰化は，**図 4.23** に示し

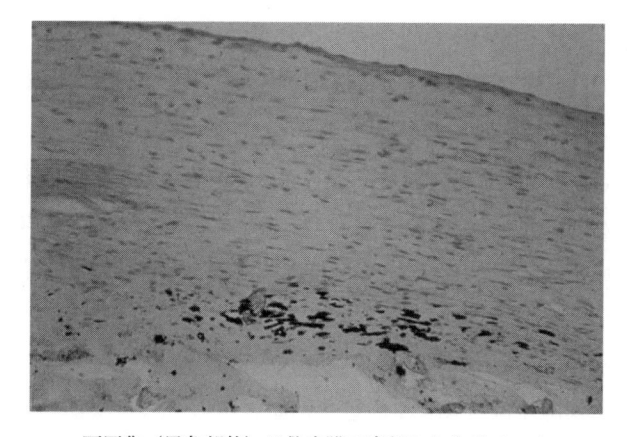

石灰化（黒色部位）は偽内膜の底部から生じている
図 4.23　人工心臓表面に形成された偽内膜に生じた石灰化

たように，その組織の深部から生じている。

　では，組織が厚くなると，なぜ石灰化が起こりやすくなるのであろうか。その理由として，組織深部においては，酸素や栄養素の供給が減少すること，また代謝産物の浄化が不十分となり，生存環境が劣悪化し，細胞の壊死を生じやすいことが原因と考えられている。壊死細胞は，リン酸カルシウム沈着の核となり，石灰化が生じる。そのため，これらの材料では，形成される偽内膜組織やカプセル被膜の肥厚化を防ぐことが重要と考えられている。

　ブタやウシの組織を用いた生体弁では，機械的ストレスにより損傷した部位に血小板，赤血球などが取り込まれ，変性・壊死することが一つの原因と考えられている。また，血液中のリン酸濃度が重要な因子として指摘されている。事実，成人よりリン酸濃度が高い小児に使用した場合に，石灰化の発生率が高く，現在，生体弁の小児への使用は禁忌となっている。

4.8　癌 化 反 応

　ヒトに埋植された医用材料において，癌を誘発させることが明らかとなったものは，これまでのところ一つも報告されていない。しかし，マウスやラットを用いた動物実験において，各種の材料が腫瘍を生じさせることが知られてい

る。材料に含まれるかあるいは分解して生じた化学発癌物質が原因と考えられる場合と，材料自体が原因となって腫瘍が生じることが報告されている。発癌物質の溶出の可能性がある材料は医用材料として不適格であることは明らかであるが，問題は異物発癌と呼ばれる後者の可能性があることである。その原因はまだ明らかとなっていないが，材料の大きさ，形態，表面粗さなどの因子が指摘されている。これらの影響により生成するカプセルの厚さが増すことにより，腫瘍発生の危険性が高まることが報告されている。今後，ヒトへの埋植期間が長期化した場合に，異物発癌を誘発させる可能性をまったく否定できないが，カプセル被膜を厚くさせないことが発癌を防ぐ上で重要と考えられている。

4.9　それぞれの反応の相互関連

　材料と生体との相互作用により生じる生体反応を簡単に説明したが，それぞれの反応が密接に関連していることを理解することが重要である。例えば，血栓反応や補体活性化反応により生じた分解生成物は炎症反応の惹起物質であること，補体活性化はアレルギー症状を引き起こすアナフィラトキシンを生成すること，炎症の後期反応であるカプセル形成が石灰化に影響を与え，また，癌の発生にも関連している可能性があることなどである。

　循環血液と接触する材料と組織埋植する材料では，その生体反応は異なっているような印象を受けるかもしれない。血液と接触する材料では，血栓形成反応や補体活性化反応が重視される。組織埋植材料においては，炎症反応やカプセル形成反応が評価対象となる。しかし，人工血管や人工心臓における偽内膜生成は，組織埋植材料におけるカプセル形成と基本的には同じものである。また，すでに述べたように血栓反応と補体活性化反応は，炎症反応に密接にかかわっている。このように循環血液と接触する場合と組織と接触する場合において，材料に対する生体の反応は基本的には同じものである。しかし，循環血液と接触した場合においては，絶えず血液が供給されること，また，その血流の影響があることによって，生体適合性における重要度が異なることとなる。

4.10 材料-生体相互作用と生体適合性

　生体適合性の考え方を最後にまとめることとする。生体適合性とは，生体と材料の相互作用において，生体に許容されかつその材料の使用目的に適った生体反応を生起する性質と定義することができる。これまで述べてきたように，生体にとって異物である人工材料は，生体と接触した場合に必ずなんらかの生体反応を起こすものと考えなければならない。その生体反応が材料の使用目的にかなった場合，その材料は**生体適合性**となる。

　長期使用型左心補助心臓の血液接触面材料を思い出してもらいたい。現在，2種類の材料が用いられている。一つはセグメント化ポリウレタンを平滑化した材料であり，他の一つは，ポリウレタンおよびチタン合金を粗面化した材料である。前者は，血流による**洗い流し効果**（wash out effect）を利用し，血栓の成長を防止することを基本戦略としている。後者は，材料表面上に血栓を生じさせ，安定した**偽内膜**を形成させることを目的としている。まったく相反する材料-血液相互作用であるが，材料の使用目的である血液循環の維持という観点からは，ともに生体適合性材料となっているわけである。このように生体適合性の概念は，材料の使用目的に基づいて考慮することが重要である。

4.11 まとめ

　生体と材料が接触することにより，生体反応が生じ，また材料も変化を受ける。

　　　　生 体 反 応 …… 急性反応（血栓形成反応，補体活性化反応，アレルギー反応，炎症反応）

　　　　　　　　　　　慢性反応（組織修復反応，石灰化反応，癌化反応）

　　　　材料の変化 …… タンパク質吸着，脂質吸着・吸収，化学的分解，石灰化

　　　　医用材料は生体にとっては異物 …… 生体防御系の反応が生じる

生　　体……材料相互作用の初期反応
　　　　　　材料表面への血漿タンパク質吸着
　　　　　　材料表面の界面エネルギー：血漿タンパク質吸着に
　　　　　　　　　　　　　　より減少
その結果……細胞は材料と直接接触するのではなく，吸着タンパク
　　　　　　質を介した相互作用

（a）**血栓形成反応**　血液が凝固し，血栓を生じる反応。凝固因子の活性化と血小板の活性化により生じる。両者の反応は相互に関連している。

（b）**補体活性化反応**　液性免疫システム。その活性化により，微生物に対する溶菌作用，オプソニン作用，白血球遊走作用，白血球活性化作用などを発揮する。活性化機構として抗原抗体複合体による古典的経路と，細胞膜成分による副経路がある。材料による活性化は，おもに水酸基やアミノ基による副経路活性化であるが，吸着 IgG による古典的経路の活性化も生じる。

（c）**アレルギー反応**　生体に有害な免疫反応。材料によるアレルギー反応は不明な部分が多いが，その原因として，溶け出した金属イオン，補体活性化，エチレンオキサイドなどが考えられている。

（d）**炎症反応**　生体組織に損傷をもたらすような刺激を受けた際の，一連の組織修復反応。反応惹起物質（ヒスタミン，セロトニン，補体分解生成物，ブラジキニンなど）により反応が生じる。大きな組織損傷では，組織修復反応に移行し，繊維芽細胞の増殖・細胞外マトリックスタンパクの過形成・毛細血管の新生による肉芽組織が生じる。埋植材料の周囲に生じた肉芽組織をカプセルと呼ぶ。

（e）**石灰化反応**　リン酸カルシウムの沈着が起こる現象。人工骨など硬組織埋植材料では，好ましい反応であるが，その他の応用では，材料の機能損失をもたらす。

（f）**癌化反応**　化学発癌と異物発癌が考えられる。前者は，材料の溶出物によるものであり，後者は物理的形状に負うものと考えられている

が，仮説の段階である．

引用・参考文献

1) J. L. Brash et al.：Trans Am Soc Artif Intern Organs 20, pp.69～76 (1974)
2) A. V. Hoffebrand and J. E. Pettit（三浦泰定 監訳）：血液学，p.192, 195, 196, 203, 204, メディカル・サイエンス・インターナショナル (1986)
3) 松田道夫，鈴木宏治編集：止血・血栓・線溶，p.53, 中外医学社 (1994)
4) 竹本喜一，砂本順三，明石満 編，松田武久 著：高分子と医療，第3章，*in vitro* 抗血栓性評価法，p.69, 三田出版会 (1989)
5) 筏義人：生体材料学，p.38, 産業図書 (1994)
6) A. P. Peltier による．村林 俊：Medical Way 5：4 (1988)
7) L. S. Kaplow and J. A. Goffinet：JAMA 203, p.1135 (1968)
8) 上野川修一：からだと免疫のしくみ，p.114, 日本実業出版 (1996)
9) 吉川暹：生体材料，9：95 (1991)
10) 桜井靖久：バイオマテリアルサイエンス第1集，化学の領域増刊134号，南江堂 (1991)

5 医用材料の滅菌

　微生物で汚染された医用材料を使用すれば，発熱や感染を起こす危険性が高くなる。そのため医用材料を臨床使用するためには滅菌が不可欠であり，その滅菌が不可能な医用材料は，いかに機能性が優れていても臨床には用いることができない。本章では，その医用材料の滅菌法を学習するとともに「滅菌」，「殺菌」，「消毒」という語句の整理をしたい。

5.1 医用材料の滅菌と消毒・殺菌

　「**殺菌**」とは単に微生物を殺すことをいい，「**消毒**」とは人に対して有害な微生物（病原微生物）を殺すことを意味している。それに対し「**滅菌**」とは物質からすべての微生物および芽胞（細菌胞子）を殺すか，除去することと定義されている。すなわち殺菌，消毒とは一部の微生物，病原微生物を殺すだけで満足されるのに対し，滅菌とはすべての菌が対象となる。

　生体と接触して使用される医用材料では，当然ながら滅菌することが求められる。現行の日本薬局方に記載されている滅菌法を**表5.1**に示すが，熱，放射線を用いた物理的滅菌法と，反応性ガス，薬液を用いる化学的滅菌法に大別できる。その中で，医用材料の滅菌法として最も広く実施されているのは，1）高圧蒸気滅菌法，2）エチレンオキサイド滅菌法，3）放射線滅菌法，である（表5.2）。

表 5.1　日本薬局方に記載されている滅菌法

物理的滅菌法	加熱法　（高圧蒸気滅菌，乾熱滅菌） 照射法　（放射線滅菌，電子線滅菌） 濾過法　（濾過滅菌）
化学滅菌法	ガス法　（エチレンオキサイドガス滅菌） 薬液法　（グルタルアルデヒド，安定化過酸化水素，過酢酸）

表 5.2　わが国における代表的な医療用品滅菌法[1]

方　法	条　　件	利　点	欠　点
高圧蒸気 （湿　式）	115℃飽和蒸気　30 分 121℃飽和蒸気　20 分 126℃飽和蒸気　15 分	装置簡便 環境問題なし	高温分解 水の残留
酸化エチレン ガス	ガス濃度 500〜800 mg/l 湿度 40〜60 % 40〜60℃，4〜6 hr	低　温 取扱いやすい	残留ガス 吸脱着長時間
γ 線 （ガンマ線）	2.0〜2.5 メガラッド 室　温	均一完全 包装後可能	設備高価 材料劣化

5.2　滅菌の定量的考え方

　対象とする微生物の種類と採用する滅菌法および操作条件により，その滅菌効果は異なる。滅菌効果は生菌数で評価するが，その関数は滅菌時間であったり，高圧蒸気滅菌の場合は温度，γ（ガンマ）線滅菌の場合は線量として示すことができる。

　微生物は一般的に滅菌によって指数関数的に生菌数が減少する。これを対数的死滅則という。図 5.1 の縦軸は生菌数 N，横軸は滅菌時間 t である。

$$-\frac{dN}{dt}=kN$$

k は微生物の死滅速度定数である。積分すると

$$\log\frac{N}{N_0}=-\frac{kt}{2.3}$$

生菌数を 1/10 にするために必要な時間は

$$t=\frac{-2.3\log 0.1}{k}$$

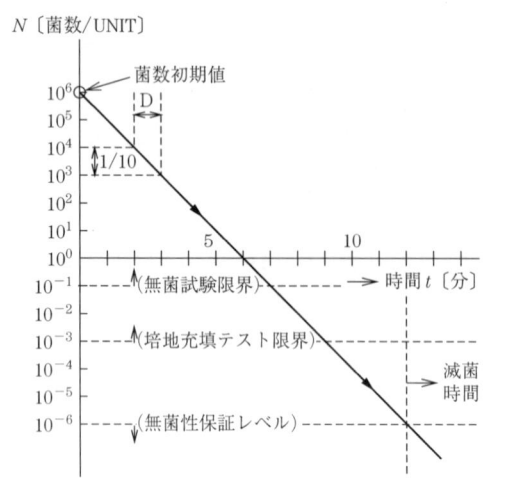

図5.1 D＝1の微生物の滅菌曲線

で与えられる。これをD値と称し，滅菌抵抗性の指標として有用である。一般細菌に比べ胞子を有する有胞子細菌の芽胞は耐熱性が高く，D値が大きい（表5.3）。Bacillus stearothermophilus は耐熱性のバチルス属グラム陽性桿菌で加熱滅菌の指標菌である。Bacillus subtilis （枯草菌）は代表的な桿菌である。Clostridium sporogenes はボツリヌス菌滅菌条件決定のための代用菌である。

滅菌後達成される製品の無菌性の程度は通常，生菌数"10^{-n}"で表し，無菌性保証レベルは $n=6$ 以上とされている。

表5.3 芽胞のD値[2]（水中）

芽　胞	温　度〔℃〕	D値〔分〕
Bacillus stearothermophilus	100	3 000
	115	24
	121	4
Bacillus subtilis	100	11.3
Clostridium sporogenes	121	0.15

5.3 高圧蒸気滅菌法

　高圧蒸気滅菌法は，オートクレーブ滅菌法とも呼ばれ，熱による滅菌法の一種であり，飽和水蒸気中で加熱することを特徴としている。乾熱滅菌よりも低温で，しかも所要時間を短縮できる利点がある。熱による滅菌法の原理は，微生物の細胞膜の熱損傷，タンパク質や核酸の熱変性や熱分解などにより微生物に致死性損傷を与えることによる。その損傷は水分の有無で効果に大きな差があり，乾燥状態では起こり難いのに対し，飽和水蒸気中ではより迅速に生じ，低温度，短時間で滅菌を行うことができる。例えば，高圧蒸気滅菌法では121℃（20分），126℃（15分）などの条件であるのに対し，乾熱滅菌では通常180℃で1時間以上となっている。

　実際の操作では，飽和水蒸気を圧力釜中で加熱する。これは大気中で加熱しても，100℃以上の水蒸気の飽和状態をつくることができないためであり，標準的な条件である121℃にするには，圧力釜中の圧力を1.0 kg/cm²に加圧することが必要である。そのため，この方法は高圧蒸気滅菌法と称されている。高圧蒸気滅菌法は，1）装置が簡単であり，安価であること，2）安全で，かつ簡便に使用できること，3）用いるのが水であり，無臭，無害であること，4）残留毒性がないこと，などの利点から，金属材料，無機材料，耐熱性の合成高分子材料などの滅菌に多く用いられている。しかし，熱に弱い合成高分子材料材料では，本滅菌法に耐えられないものも多い。例えば，エポキシ樹脂，ポリエチレン，ポリスチレンなどは不向きとされている。また，生体組織など生体由来材料の滅菌には用いることができない。

5.4 エチレンオキサイドガス（EOG）滅菌法

　エチレンオキサイド（EO）の化学構造式をつぎに示すが，接着剤などに用いられるエポキシ化合物の一種である。EOGは非常に反応性に富み，微生物のDNAの塩基（グアニン，アデニン）またはリン酸に対するアルキル化により微生物のタンパク合成，ヌクレオチド合成，細胞膜合成・機能，エネルギー

$$\mathrm{CH_2 - CH_2} \atop \diagdown \mathrm{O} \diagup$$

エチレンオキサイドの構造式

代謝等を阻害することで作用を示すといわれている。常温でもガス状態であり，常温滅菌も可能であるが，より効果的に短時間で滅菌を行うため，一般には40〜60℃程度の温度に保ち，かつ加圧して4〜6時間の暴露による滅菌操作が行われる。

EOG滅菌は低温で行えるため，熱に弱い合成高分子材料の滅菌に用いることが可能であること，また，包装の一部を紙などのEOG透過性の包装材料を用いることにより，製品が最終包装された状態でも滅菌が可能であることなど利点があり，カテーテルなどのディスポーザブル製品の滅菌に多く用いられている。しかし，EOGは引火爆発性があり，さらに生体に毒性を発揮するため，滅菌時において十分な安全対策が必要である。また，EOG滅菌法の欠点として，滅菌後の製品に残留するEOGの毒性が指摘されている。特に，合成高分子材料において，EOGを吸収してしまうものが多く，滅菌後，ある一定の期間放置し，残留EOGを除くことが必要である。製品として供給される医用材料では，滅菌後十分な期間を経て臨床利用されているため，残留EOGの影響は無視できるものと考えられてきた。しかし，繰返し医用材料を使用する血液透析のような場合，残留EOGの生体への影響が危惧されており，PAN膜（ポリアクリロニトリル膜）を除いて高圧蒸気滅菌やγ線滅菌に変更されている。

5.5 放射線滅菌法

放射線とは高速度で運動している粒子線，および電磁波を総称するものであるが，一般には物質に作用して電離（イオン化）現象を起こすことのできる高エネルギー放射線いわゆる電離性放射線を指している。物質に放射線が照射されると，その電離作用により物質内に種々の反応が生じる。対象が微生物の場合では，核酸，タンパク質などへの損傷を与える直接作用，および水分子への

作用により反応性の高いフリーラジカルや過酸化物を生じさせる間接作用が同時に進行し、微生物を死滅させる。放射線には各種のものがあるが、装置の実用性、殺菌効果性をともに満たすものとして、γ線が広く用いられている。

γ線は放射性同位元素の原子核崩壊により生じる高エネルギー電磁波である。すなわち、原子核起源の光子である。医療用の線源としては ^{60}Co（コバルト60）が一般的であり、^{137}Cs（セシウム137）も用いられることがある。コバルト60はβ線を放出するが、その際できたニッケル60は不安定で、2本のγ線を放出する（図5.2）。γ線は物質透過力が大きいため、あらゆる製品において、最終行程の包装を終えたのちに滅菌ができる。また、加熱を必要とせず、EOGにおける残留問題もないが、設備・管理が大がかりなこと、金属を除き多かれ少なかれ物性変化が起こりうるので注意が必要である。特にポリテトラフルオロエチレン（テフロン）では、分解、劣化が生じ、不向きとされている。また、ポリ塩化ビニルの着色、ポリプロピレンの劣化なども報告されたが、その後、耐放射線性の改良もなされている。γ線滅菌法は、多くの合成高分子材料、金属材料、無機材料、生体由来材料に用いることが可能と考えられている。

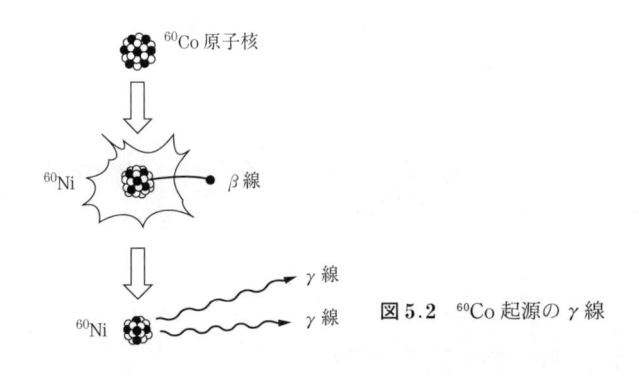

図5.2　^{60}Co起源のγ線

5.6　ま　と　め

滅　　菌……物質からすべての微生物および芽胞（細菌胞子）を殺すか、除去すること

5. 医用材料の滅菌

殺　　　菌 …… 単に微生物を殺すこと

消　　　毒 …… 人に対して有害な微生物（病原微生物）を殺すこと

材料滅菌法については，つぎの**表 5.4** にまとめた。

表 5.4　材料滅菌法

	高圧蒸気	ガス	放射線
媒体	熱	薬剤	放射線
原理	熱変性	核酸やタンパクと結合→活性阻害	核酸やタンパクの損傷，活性酸素種産生
温度	高（120〜128℃） 簡便	40〜60℃ 熱変性なし	常温 熱変性
特徴	廉価 無毒 金属	残留毒物に注意 残留 EOG に注意	残留毒物なし 施設費大
適用	セラミックス 耐熱高分子	EOG と反応しない材料	ほとんどすべての材料，生体由来材料
不適用	ポリエチレン ポリスチレン 生体由来材料 電子部品	生体由来材料 EOG と反応しやすい材料	ポリテトラフルオロエチレン（テフロン）

引用・参考文献

1) 古橋正吉 監修：医療用品の滅菌方法/滅菌バリデーション/滅菌保証，日本規格協会（2003）
2) 中林宣男，石原一彦，岩崎泰彦：バイオマテリアル，ME 教科書シリーズ，コロナ社（1999）

6 医用材料の安全性評価

　医用材料は治療や検査目的で生体組織と接触する医療機器を構成する材料を対象とするため，その安全性を十分確保しなくてはならない。医用機器安全管理学が保守点検，操作上の安全性確保に関する日常的な業務に密接な関係があるのに対し，医用材料工学における材料の安全性は医用機器や器具製造側の業務と思われがちである。しかし，医用材料や医療機器の開発は臨床での使用を最終目的とする限り，臨床側とメーカー側との間で十分な安全性に関する情報の共有が必要である。そのためにも臨床工学技士は実際臨床で使用される医療機器の構成材料としての安全性とはなんたるかを整理し，十分理解しておくことが重要である。

6.1　医療機器および医用材料の安全性規格と試験法

　臨床で使用される医療機器は国産品と輸入品がある。いずれも，一定の規格に則ったものでなくてはならない。**表 6.1** に各国の医療機器の規格を列挙する。

表 6.1　医療機器の規格，基準および安全性に関する取り決め

国	品質基準	工業標準化規格
日　本	薬事法	日本産業規格（JIS）
米　国	FDA	ASTM
国際（EU）	国際標準化機構（ISO）の国際標準	国際標準化機構（ISO）の国際標準

具体的な医療機器および医用材料の安全性に関する試験として図 6.1 に示すように，物性試験，化学的試験，生物学的試験が課せられている。さらに，滅菌物は無菌試験も必要である。

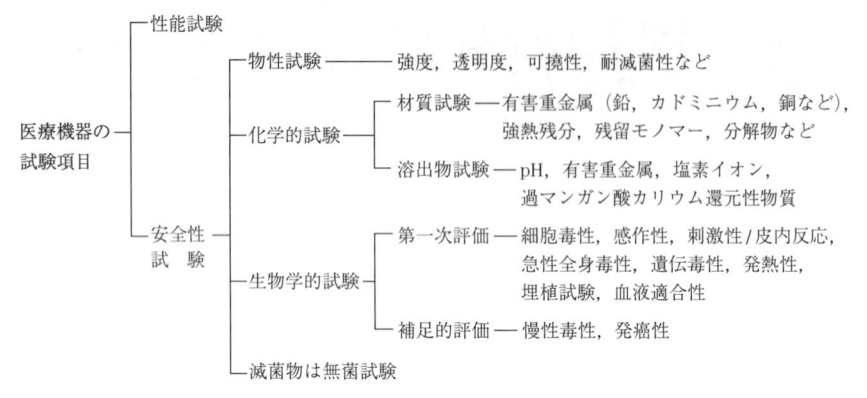

```
                  ┌─ 性能試験
                  │
                  │           ┌─ 物性試験 ──── 強度，透明度，可撓性，耐滅菌性など
                  │           │
                  │           │                ┌─ 材質試験 ── 有害重金属（鉛，カドミニウム，銅など），
                  │           │                │              強熱残分，残留モノマー，分解物など
医療機器の ───────┤           ├─ 化学的試験 ──┤
試験項目          │           │                └─ 溶出物試験 ── pH，有害重金属，塩素イオン，
                  │           │                                 過マンガン酸カリウム還元性物質
                  ├─ 安全性  │
                  │   試 験  │                ┌─ 第一次評価 ── 細胞毒性，感作性，刺激性/皮内反応，
                  │           │                │                急性全身毒性，遺伝毒性，発熱性，
                  │           ├─ 生物学的試験┤                埋植試験，血液適合性
                  │           │                │
                  │           │                └─ 補足的評価 ── 慢性毒性，発癌性
                  │           │
                  └─ 滅菌物は無菌試験
```

図 6.1　医療機器および医用材料の安全性に関する試験

6.2 物 性 試 験

物性には力学的性質，電気的性質，熱的性質などがあるが，臨床の立場では力学的な試験法および用語を理解できれば十分である。

材料の力学的性質について知るには，材料の用いられるさまざまな部位における応力の方向を考慮に入れた試験法が必要である。簡単で再現性のよい試験法が汎用的であり，材料の機械的特性を比較検討するための基礎データとなる。材料の一般的な機械的性質は弾性，延性，靱性，硬さという因子で定量化されており，おのおののデータは引張試験，衝撃試験，硬度試験などによって得られている。

試験片を一定速度で変形させてゆき応力とひずみをプロットすると材料の延性や弾性により異なった応力-ひずみ曲線が得られる（図 6.2）。ここで，ひずみとは物質の変形量である。例えば，5 cm の棒が引っ張られて，5.5 cm になったとすると $(5.5-5) \times 100/5 = 10$ ％のひずみという。

6.2 物　性　試　験　　101

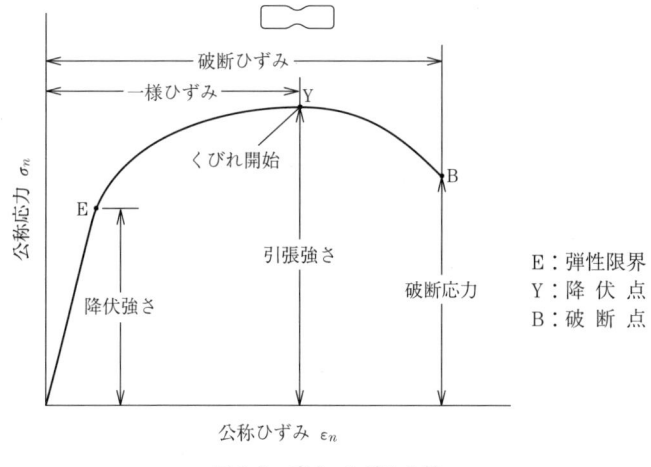

図 6.2　応力-ひずみ曲線

6.2.1　弾　　　性

　試験片を引っ張ると荷重が小さい間は荷重と伸びは直線的に変化し，荷重を取り除くと元に戻る性質がある（弾性変形）。この性質を弾性といい，この段階では応力 σ とひずみ ε は，直線関係があり（E 点）その傾きは弾性係数あるいはヤング率 E と称されている。ひずみは次元のない単位であるので $\sigma = E\varepsilon$ の係数のヤング率は応力と同じ単位である。通常 MPa や GPa が用いられている。外力に対する弾性的なたわみにくさの尺度を与える。**表 6.2** に金属材料，セラミックス材料，高分子材料の弾性率と引張強度を示す。この性質の違いが，なにによって生まれるかは 7 章で学習する。

$$\sigma = \frac{P}{A_0}$$

$$\varepsilon = \frac{l - l_0}{l_0}$$

　ここで，P は荷重，A_0 は初期断面積，l_0 および l は変形前後の試験片の長さである。

　さらに荷重が増すと比例関係が成立しなくなり，降伏点 Y に達すると，荷重が一定のまま変形が進む。この場合，荷重を取り除いても変形は元に戻らな

表6.2 金属材料，セラミックス材料，高分子材料の力学的性質

	材料	引張強度〔MPa〕	弾性率〔GPa〕
高分子	低密度ポリエチレン	7〜17	0.15
	高密度ポリエチレン	20〜40	0.50
	PMMA	70	3.0
	シリコーンゴム	5	0.01
	ナイロン66	85	2.8
セラミックス	アルミナ	980	364
	ジルコニア	206	151
	チタニア	640	―
	石英ガラス	2 000	67
	板ガラス	860〜910	70
金属	316 ステンレス	610〜1000	200
	Co-Cr 合金	480〜1030	200
	純チタン	560〜620	100
	チタン合金 Ti-6 Al-4 V	950	105
	純タンタル	340〜760	190

いので塑性変形と呼ばれる。さらに，変形が進み破断点 B に達する。

6.2.2 延　性

材料の伸びやすさの尺度が延性である。破断点における塑性変形の量と定義できるので，破断伸び ε_f または断面積減少率 φ により評価される。l_f，A_f は破断後の試験片の長さ，破断部断面積である。一般的に金属は延性が高く，セラミックスは低い。

$$\varepsilon_f = \frac{l_f - l_0}{l_0}$$

$$\varphi = \frac{A_0 - A_f}{A_0}$$

6.2.3 圧 縮 強 さ

引張試験と逆の応力を加えるが，一般的に引張試験よりも大きな荷重を必要とする。応力とひずみの関係を調べるが，塑性ひずみが小さい限り引張試験と同様の情報を提供する。

6.2.4 靭性（衝撃強さ）と脆性

破断のために吸収されるエネルギーの多少で材料の靭性（ねばり強さ）と脆性（もろさ）を判定する。前者は粘り強さを表し，外力に抗して破壊しにくい性質であり塑性を伴う。生体組織では腱や靭帯，医用材料ではゴムがこの性質を有する。後者は物体が外力により永久ひずみをあまり生じないうちに壊れてしまう性質で，骨組織やセラミックスが含まれる。

6.2.5 硬さ

硬さのわかっている材料（圧子，鋼球やダイアモンド）により試験片が変形を受けるときの荷重を測定する。ロックウェル硬さが汎用されている。

6.3 化学的試験

化学的試験は材料自体を対象とする材質試験と材料から溶媒中に溶け出す物質を調べる溶出物試験がある。材質試験では，材料に含まれる鉛，カドミウムなどの有害重金属の分析，未反応の残留モノマーやオリゴマー（重合度が数十程度までのもの）の定量，強熱残分（材料を完全燃焼させた後の残留物質の重量割合）の測定などが含まれている。

溶出物試験に用いる溶媒は，水，アルコールあるいは油などである。その溶媒中に材料を浸し，常温または加温した状態で一定時間おいたものを試験液とする。この試験液につき，外観，pH，泡立ち，有害重金属，過マンガン酸カリウム還元性物質，蒸発残留物，紫外線吸収スペクトルなどの測定，検査を行う。腐食，耐酸性，耐塩基性も検査される。

6.4 生物学的試験

生物学的試験には化学的試験と同様に，溶出液を試験試料とする溶出物試験と材料の直接作用を調べる生体内試験に大別される。日本産業規格 JIS T 0993-1，あるいは国際規格である ISO 10993 の「医療機器の生物学的評価」に準拠して行われる[1,2]。表6.3に記載するが，医療機器が生体と接触する部

6. 医用材料の安全性評価

表 6.3 考慮すべき生物学的安全性評価項目

接触期間(累積) A：一時的接触 (24時間以内) B：短・中期的接触 (24時間を超え30日以内) C：長期的接触 (30日を超える)			物理学的・化学的情報	細胞毒性	感作性	刺激性/皮内反応	材料由来の発熱性	急性全身毒性	亜急性全身毒性	亜慢性全身毒性	慢性全身毒性	埋植	血液適合性	遺伝毒性	がん原性	生殖発生毒性	生分解性
非接触医療機器																	
表面接触医療機器	皮膚	A	要	E	E	E											
		B	要	E	E	E											
		C	要	E	E	E											
	粘膜	A	要	E	E	E											
		B	要	E	E	E		E	E			E					
		C	要	E	E	E		E	E	E	E			E			
	損傷表面	A	要	E	E	E	E										
		B	要	E	E	E	E	E	E			E					
		C	要	E	E	E	E	E	E	E	E			E	E		
体内と体外とを連結する医療機器	血液流路間接的	A	要	E	E	E	E	E					E				
		B	要	E	E	E	E	E	E				E				
		C	要	E	E	E	E	E	E	E	E	E	E	E	E		
	組織/骨/歯質	A	要	E	E	E	E	E									
		B	要	E	E	E	E	E	E			E		E			
		C	要	E	E	E	E	E	E	E	E	E		E	E		
	循環血液	A	要	E	E	E	E	E					E	E			
		B	要	E	E	E	E	E	E			E	E	E			
		C	要	E	E	E	E	E	E	E	E	E	E	E	E		
体内埋込み医療機器(インプラント)	組織/骨	A	要	E	E	E	E	E									
		B	要	E	E	E	E	E	E			E		E			
		C	要	E	E	E	E	E	E	E	E	E		E	E		
	血液	A	要	E	E	E	E	E				E	E	E			
		B	要	E	E	E	E	E	E			E	E	E			
		C	要	E	E	E	E	E	E	E	E	E	E	E	E		

E：リスクアセスメントにおいて評価すべきエンドポイント

位，期間によって検査項目（エンドポイント）を評価することが望ましい。わが国は国際標準化機構（ISO）に準拠しているが，米国食品薬品管理局（FDA）はさらに追加の試験を課している。医療機器が接触する部位の分類としては，表6.4中の1）に細かく記載されているように①非接触医療機器，②表面接触医療機器，③体内と体外とを連結する医療機器，④体内埋込み医療機器（インプラント），に分けられている。それぞれ，接触期間については，A）一時的接触，B）短・中期的接触，C）長期的接触，に細分化し，生物学的試験を課している。令和2年1月のJIS改正によりISO 10993-1：2018および対応するJIS T 0993-1との整合が進み，米国FDA発出の生物学的安全性評価指針とも差異がほとんどなくなり，国際調和が図られた[3]。

表6.4 医療機器の接触部位と接触期間による分類

1） 医療機器の接触部位による分類
① 非接触医療機器：患者の身体に直接的にも間接的にも触れていない医療機器
② 表面接触医療機器
a）皮　膚：健常な皮膚にのみ接触する医療機器
b）粘　膜：健常な口腔，食道，尿道などの粘膜器官に接触する医療機器
c）損傷表面：傷ついた皮膚あるいは粘膜器官に接触する医療機器
③ 体内と体外とを連結する医療機器
a）血液流路・間接的：血管に薬液などを注入する医療機器で，一点で血管と接触するもの
b）組織/骨/歯質：組織，骨および歯と連結する医療機器
c）循環血液：循環血液と接触する医療機器
④ 体内埋込み医療機器（インプラント）
a）組織/骨：組織および/または骨と接触する医療機器
b）血　液：おもに血液と接触する医療機器
2） 接触期間（累積）による分類
A）一時的接触：接触時間が24時間以内である医療機器
B）短・中期的接触：一回，頻回あるいは長時間使用され，その接触時間が24時間から30日以下である医療機器
C）長期的接触：一回，頻回あるいは長時間使用され，その接触時間が30日を超える医療機器

具体的なカテゴリー別医療機器の例を**表6.5〜表6.7**に列挙する。これらの具体例を念頭に，表6.3の各試験項目を把握することは臨床で使用している医療機器の安全性を考えるうえで重要である。

6. 医用材料の安全性評価

表 6.5 表面接触医療機器の具体例

皮 膚	A) 粘着皮膚電極 B) 救急絆創膏（小） C) 固定用整形外科用具
粘 膜	A) 泌尿器洗浄用チューブ・カテーテル 　　泌尿器検査用チューブ・カテーテル 　　造影用尿管チューブ・カテーテル B) 消化用チューブ・カテーテル（栄養補給用，胃，腸の排液・注入・洗浄・検査・検体採取用） 　　気道・呼吸器用チューブ・カテーテル（吸引，気管内，エアウェイ，酸素投与用） 　　泌尿器用チューブ・カテーテル（導尿用，膀胱留置用，排尿用） C) 人工食道 　　コンタクトレンズ
損傷表面	A) 手術用ドレープ B) 救急絆創膏（大） C) 損傷皮膚保護材

表 6.3 の物理学的・化学的情報は，ISO 10993-1：2009 および JIS T 0993-1：2012 にも規定されていたもので，医療機器および構成成分の基本的情報を意味する。

（a）**細胞毒性試験**　培養細胞を用いた試験法で医用材料すべてにおいて試験することが義務づけられている。生理食塩水などで抽出した液を細胞培養液に加え，細胞増殖の抑制率などを調べる抽出法のほか，直接接触法，間接接触法が含まれる。

（b）**感作性試験**　遅延型アレルギー反応の一つである感作性を前臨床的に捉えるために，生理食塩水で抽出した液をモルモット皮下に注入する。代替法としてマウス局所リンパ節試験がある。

（c）**刺激性試験（皮内反応試験を含む）**　材料抽出液または材料自身の炎症起因性をチェックするための試験である。ウサギの背中部に抽出液を皮内注射し，その周辺の組織変化（紅斑，浮腫，出血など）を経時的に観測するものである。抽出物による細胞傷害，あるいは炎症性物質の放出による局所の炎症反応を試験する方法である。皮膚刺激性試験，皮内反応試験および材料抽出液を点眼する眼刺激試験が一般的である。

6.4 生 物 学 的 試 験

表6.6 体内と体外とを連結する医療機器の具体例

血液流路・間接的	A) 注射筒,注射針,翼状針,輸液セット,採血器具,輸血セット,血液フィルタ,白血球除去フィルタ B) 輸液フィルタ C) 該当なし
組織/骨/歯質	A) 手術用ゴム手袋,サッカー B) 腹水用留置針,循環式人工腎臓用吸着筒,腹膜灌流装置専用回路・カテーテル,胆管処置用カテーテル,経皮胆管処置ドレナージ用カテーテル,食道静脈瘤血用血チューブ,気管切開用チューブ,硬膜外カテーテル,脳脊髄用ドレナージ C) 慢性腹膜透析用カテーテルおよびカフ,連続携行式腹膜灌流用接続チューブ
循環血液	A) 血管内検査・診断・手術・留置用カテーテル,心臓手術用カテーテル,心臓検査用カテーテル,シース・イントロデューサ・ダイレータ・ガイドワイヤ,大動脈バルーンポンピング用カテーテル,膜型血漿分離器,採血漿用回路,膜型血漿成分分離器,血漿灌流方式血液浄化器,血漿灌流用回路,吸着型血液浄化器,術中自己血回収セット,人工肺,貯血槽,血液フィルタ,吸引管,熱交換器,人工心肺用血液回路,血液濃縮器,直接血液灌流方式血液浄化器 B) 静脈カテーテル,留置針,血液浄化用ブラッドアクセス,血行動態モニタ用カテーテル,腹水濾過器・濃縮器,腹水濾過濃縮再静注用回路,血液透析器,血液透析用血液回路,血液透析用血管留置針,吸着型血液浄化器,血液濾過器,人工肺,貯血槽,血液フィルタ,吸引管,熱交換器,呼吸補助用人工肺回路,CAVH,CAVH用回路,血液バック C) 非経腸栄養カテーテル,補助人工心臓,人工膵臓システム

表6.7 体内埋込み医療機器(インプラント)の具体例

組織/骨	A) 該当なし B) 吸収性縫合糸および縫合クリップ,非吸収性縫合糸,人工腱,網膜剝離手術用バックル材,一時使用心臓ペースメーカ C) 小下顎症用埋入剤,人工骨,人工関節,骨セメント,人工硬膜,人工乳房,人工耳介,心臓ペースメーカ,人工喉頭,水頭症用シャント,眼内レンズ,皮下埋込み型カテーテル(水頭症用シャント)
血液	A) 該当なし B) 一時使用心臓ペースメーカ電極 C) 永久埋込み型ペースメーカ電極,人工弁(機械的・生体),人工弁輪,人工血管,心臓・血管系パッチ,動静脈短絡回路(外シャント)

（d）発熱性物質試験　医療機器または原材料に存在する発熱性物質（エンドトキシンおよび非エンドトキシン性発熱物質）の有無を調べる試験である。エンドトキシン以外の発熱物質の存在の有無を調べるためにはエンドトキシンフリーの抽出液をウサギの静脈内に注射し，注射後3時間まで30分以上の間隔で体温を測定し，体温変化の有無を観察する。

（e）急性全身毒性試験　医療機器，材料および／またはその抽出物の全身的な急性毒性を評価する動物モデルを使った全身毒性試験である。例として，抽出液をマウスの静脈内または腹腔内に注入し，24時間未満の観察により，毒性の兆候（死亡またはなんらかの異常）を見るものがある。

（f）亜急性および亜慢性全身毒性試験　急性全身毒性試験に準ずるが，評価期間は24時間以上，実験動物の寿命の10％以下である。

（g）慢性全身毒性試験　急性全身毒性試験に準ずる。実験動物の全寿命の過半の期間の影響を調べる。慢性全身，局所双方の影響を評価することもできる。

（h）埋植試験　材料を体内に埋植したときに起こる周辺組織の反応を調べるものである。目的に応じて，埋植部位（皮下，筋肉，骨など），動物（ウサギ，モルモット，ラット，犬），期間を選択するが，ウサギの背部筋肉に直径1 mm，長さ10 mmの試験材料を埋植針を用いて埋め込み，一定期間後に組織観察する試験法が一般的である。埋植試験では，材料の組織に与える影響を調べることができるとともに，埋植後の材料の物性を調べることにより，生体内において材料自身が受ける影響，いわゆる材料の生体内劣化の程度も調べることができる。

（i）血液適合性試験　血液適合性試験はさまざまなものがあるが，ガイドラインでは具体的な例として溶血性試験，血栓形成試験が記載されている。原則として，循環血液と直接接触する医療機器や材料については，血液または血液成分に直接接触させて試験を行う。間接的に血液と接触する医療機器は抽出液を使用する。*in vivo* 試験ではイヌ，ブヌなどが用いられ，*in vitro* 試験ではヒト血液の使用が推奨されている。

（j）**遺伝毒性試験**　抽出物による細胞内の DNA または遺伝子への毒性を評価する。細菌を用いる復帰突然変異試験，培養細胞を用いる染色体異常試験，小核試験，またはマウスリンフォーマ TK 試験がある。

（k）**がん原性試験**　医療機器，材料および／またはその抽出物による腫瘍形成性を調べるために用いる。実験動物のほぼ寿命に匹敵する期間を要する。

（l）**生殖発生毒性試験**　医療機器，材料および／またはその抽出物による生殖機能，胚発生（催奇形性）および胎児発育ならびに新生児発育への潜在的影響をもつ場合にだけ実施する。

（m）**生分解性試験**　当該機器が（ⅰ）生分解性として設計された場合，（ⅱ）30 日以上の体内に埋め込まれると意図される場合，または（ⅲ）当該材料系について，人体接触により毒性のある物質が生成されうるという認識がある場合に必要とされる試験である。分解の機構を明らかにするための *in vitro* 試験と生体内分解を評価する *in vivo* 試験（場合により）から構成される。

6.5　まとめ

医療機器の規格，基準および安全性に関する取り決め
　　薬　事　法 …… 日本産業規格（JIS）
生物学的安全性評価試験
　　JIS T 0993-1，あるいは ISO 10993 の「医療機器の生物学的評価」に準拠して，接触部位による医療機器分類，接触期間によって必要とされる生物学的試験項目が異なる。
接触場所による医療機器分類
　　表面接触医療機器，体内と体外とを連結する医療機器，体内埋込み医療機器（インプラント）
接　触　期　間
　　一時的接触，短・中期的接触，長期的接触

6. 医用材料の安全性評価

生物学的試験項目

細胞毒性，感作性，刺激性（皮内反応試験を含む），発熱性物質，急性全身毒性，亜急性および亜慢性全身毒性，慢性全身毒性，埋植，血液適合性，遺伝毒性，がん原性，生殖発性毒性，生分解性

引用・参考文献

1) 医薬品医療機器総合機構：医療機器の製造販売承認申請等に必要な生物学的安全性評価の基本的考え方について，平成24年3月1日薬食機発0301第20号（2012）
2) 医薬品医療機器総合機構：歯科用医療機器の製造販売承認申請等に必要な生物学的安全性評価の基本的考え方について，平成24年3月1日薬食機発0301第1号（2012）
3) 医薬品医療機器総合機構：医療機器の生物学的安全性評価の基本的考え方，令和2年1月6日薬生機審発0106第1号（2020）

7 医用材料の基礎

　医用材料もそれが接する生体も原子からなる分子が集合した形で存在している。異なるのは，その原子の種類や結合様式であり，その差異がさまざまな反応を引き起こすことになる。したがって，医用材料や生体反応を根本から理解するためには化学を復習しておくことが大切であり，その最低限のルールを覚えておくと医療器具を取り扱ううえでも便利である。本章ではすでに高校までの化学の授業の中で学習してきた内容の中から医用材料に特に関連する基本項目復習し，さらにそれより少し深く掘り下げたレベルの内容も含め学習する。

7.1 原子の結合と材料

　材料の性質はその構造に起因するが，構造を決定するのは材料を構成する基本単位である原子の種類とその結合方式である。現在，百数種の化学的性質の異なる原子が見つけられ，7.1.1項で学習するように周期表という並べ方でまとめられている。原子が結合したものを分子と呼ぶが，分子を構成する原子の種類や数，結合方式によってその組合せは限りなくあり，その性質も異なる。例えば，水（H_2O）は水素原子2個と酸素原子1個からなる。酸素が1原子増え，2原子の水素と2原子の酸素で過酸化水素（H_2O_2）ができるが，その性質はまったく異なる。水は体重の6割を占め，生命活動に必要な多くの物質を溶かし込み，体の隅々まで運ぶ役目を果たす。過酸化水素は活性酸素種の一つで

あり，生体防御の役目をする。

　分子を構成する原子間の結合はそれぞれの原子の性質により結合できる原子の数と強さが異なり，それゆえ，さまざまな性質を示す。3種類の結合方式，すなわちイオン結合，共有結合，金属結合によってほとんどの分子（材料）の一次的結合を説明することができ，材料科学の基本である。各結合方式がどのような原子の性質に基づくかを整理しておけば，多くの材料の性質を系統的に把握でき，臨床工学の業務で取り扱うさまざまな材料を化学的な視点で捉えることができる。

　　イオン結合　　食塩（塩化ナトリウム）結晶など
　　共 有 結 合　　気体分子（例えば，水素，二酸化炭素など），炭素-炭素結合
　　　　　　　　　（例えば，ダイヤモンド，メタン，合成高分子など）
　　金 属 結 合　　銅，鉄，金，銀など

7.1.1　原子の構造と元素周期表

　図 7.1 に原子模型の例として炭素 $^{12}_{6}C$ を記す。記号 C はラテン語の炭を意味する carbo の頭文字であり，元素記号（原子記号ともいう）と呼ばれる。左下の数字は陽子数を，左上は質量数（陽子数と中性子数の和）を示している。原子は核とその周囲を飛び回る電子から構成されている。核は陽子という正の電荷をもった粒子と電荷をもたない中性子からなる。質量数が 12 の炭素の場合，それぞれ 6 個である。炭素の場合，質量数が 12 の炭素のほか，質量数 13

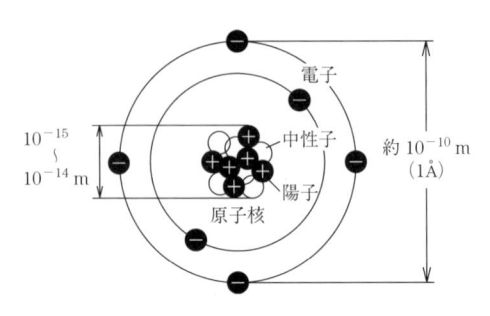

図 7.1　原子模型

（中性子数 7）と 14（中性子数 8）の炭素がある。これを同位体と呼ぶ。陽子数はその元素の原子番号である。電子は核のまわりに存在し，その数は陽子数と同じである。質量は陽子の質量の 1840 分の 1 で負の荷電をもち，陽子と電気的に釣り合うため，原子全体としては中性である。すなわち，電子 1 個，陽子 1 個のもつ電荷量は 1.602×10^{-19}C（クーロン）であるが前者はマイナス，後者はプラスに荷電している。電子の質量は核に比べ無視できるほど小さいので，原子の質量は陽子と中性子の質量の和であると考えてよい。

現在，発見されている百数個の元素を規則性に則って並べた表が周期表である（図 7.2）。この周期表の原形は 1869 年ロシアの化学者メンデレーエフによって 63 種類の元素を性質や質量に基づいて並べた表である。

第 1 族から第 18 族までを周期として原子量の順番に並べてあり，第 18 族の続きは第 1 族に戻り，つぎの周期に入る。現在，18 族，7 周期からなっている。第 1 周期は第 1 族の水素，第 18 族のヘリウム He のみであり，第 2 周期からは第 1 族，第 2 族および第 13 から 18 族までは元素が入っている。これらを典型元素と呼び，第 3 族から第 11 族までは遷移元素と称する。縦列の類似する性質がなにによるものか明らかにするために，電子の数とその存在状態を系統化することが重要である。

7.1.2 電子の軌道と配置

図 7.1 に示したように，原子の中の陽子の正電荷は周囲の電子の負電荷と釣合いがとれているが，電子の数が多くなってくると電子の数の少ない原子に比べどのような性質の違いが表れるであろうか。それを解く鍵が電子の軌道と配置である。しかし，その軌道は，図 7.1 に示したような，明確なものでないことを理解することが重要である。電子は粒子でありながら波の性質ももっている。われわれの身のまわりでは，粒子と波は別のものであるが，非常に小さな原子や電子の世界では，粒子と波の両方の性質が現われてしまう。そのため，電子は明確な道筋に沿って運動するのではなく，空間に波のように分布していると考える必要がある。波は一定の状態で安定となるため，電子の軌道は量子

114   7. 医用材料の基礎

族\周期	1	2	3	4	5	6	7	8	9	10	11	12	13	14	15	16	17	18
1	1 H 1.00794																	2 He 4.002602
2	3 Li (6.941)	4 Be 9.012182											5 B 10.811	6 C 12.0107	7 N 14.0067	8 O 15.9994	9 F 18.9984032	10 Ne 20.1797
3	11 Na 22.989770	12 Mg 24.3050											13 Al 26.961538	14 Si 28.0855	15 P 30.973761	16 S 32.065	17 Cl 35.453	18 Ar 39.948
4	19 K 39.0983	20 Ca 40.078	21 Sc 44.955910	22 Ti 47.867	23 V 50.9415	24 Cr 51.9961	25 Mn 54.93804	26 Fe 55.845	27 Co 58.933200	28 Ni 58.6934	29 Cu 63.546	30 Zn 65.409	31 Ga 69.723	32 Ge 72.64	33 As 74.92160	34 Se 78.96	35 Br 79.904	36 Kr 83.798
5	37 Rb 85.4678	38 Sr 87.62	39 Y 88.90585	40 Zr 91.224	41 Nb 92.90638	42 Mo 95.94	43 Tc [99]	44 Ru 101.07	45 Rh 102.90550	46 Pd 106.42	47 Ag 107.8662	48 Cd 112.411	49 In 114.818	50 Sn 118.710	51 Sb 121.760	52 Te 127.60	53 I 126.90447	54 Xe 131.293
6	55 Cs 132.90545	56 Ba 137.327	57〜71 ※	72 Hf 178.49	73 Ta 180.9479	74 W 183.84	75 Re 186.207	76 Os 190.23	77 Ir 192.217	78 Pt 195.078	79 Au 196.96655	80 Hg 200.59	81 Tl 204.3833	82 Pb 207.2	83 Bi 208.98038	84 Po [210]	85 At [210]	86 Rn [222]
7	87 Fr [223]	88 Ra [226]	89〜103 ※※	104 Rf [261]	105 Db [262]	106 Sg [263]	107 Bh [264]	108 Hs [269]	109 Mt [268]	110 Ds [269]	111 Rg [272]	112 Cn [277]	113 Nh [278]	114 Fl [289]	115 Uup [288]	116 Lv [292]	117 Uus [-]	118 Uuo [293]

※ランタノイド	57 La 138.9055	58 Ce 140.116	59 Pr 140.90765	60 Nd 144.24	61 Pm [145]	62 Sm 150.36	63 Eu 151.964	64 Gd 157.25	65 Tb 158.92534	66 Dy 162.500	67 Ho 164.93032	68 Er 167.259	69 Tm 168.93421	70 Yb 173.04	71 Lu 174.967
※※アクチノイド	89 Ac [227]	90 Th 232.0381	91 Pa 231.03588	92 U 238.02891	93 Np [237]	94 Pu [239]	95 Am [243]	96 Cm [247]	97 Bk [247]	98 Cf [252]	99 Es [252]	100 Fm [257]	101 Md [258]	102 No [259]	103 Lr [262]

図7.2 元素の周期表

元素記号の上の数字は原子番号，下の数字は原子量(2001)をそれぞれ示す。カッコ内の数字はその元素の放射性同位体のうち，既知の同位体の質量数の1例を示す。93番元素以上の元素はしばしば超ウラン元素とよばれる。族番号(1〜18)はIUPAC無機化学命名法改訂版(1989)による。原子番号107番以降の元素については化学的性質が明らかでなく，したがって周期表上の位置も暫定的なものである。

化された状態，すなわちとびとびの状態しかとれないこととなり，電子はエネルギーの低い軌道から占有することとなる。この量子化された軌道のグループを原子殻を中心に同心円状にK殻，L殻，M殻と分けている。これらの電子殻には，電子がいくつも入れるわけではなく，それぞれの電子殻に入り得る電子の数は決まっている。K殻には2個，L殻には8個，M殻には18個である。さらに，それぞれの電子殻における電子の軌道は，s軌道，p軌道，d軌道など副殻と呼ばれるいくつかの軌道に分かれている。K殻にはs軌道1個，L殻にはs軌道1個とp軌道3個，M殻にはs軌道1個とp軌道3個，d軌道5個が存在する。

電子は，エネルギーの低いK殻の軌道から占有する（図7.3）。一つの軌道は電子2個で満杯となり，順番にL殻，M殻と軌道を占有していく。

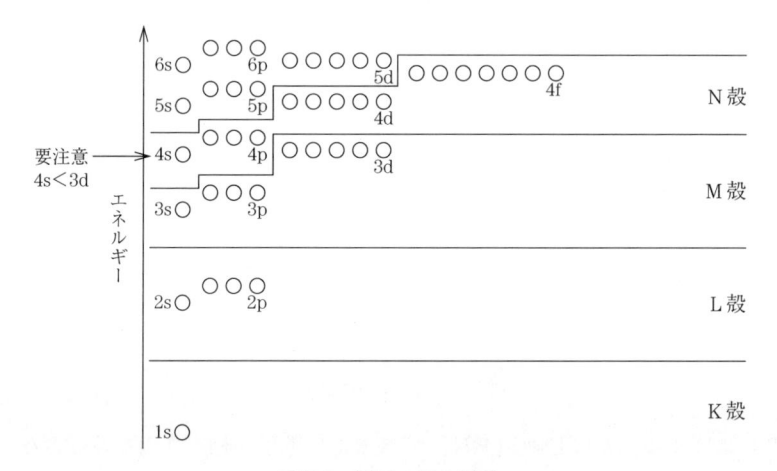

図7.3 電子の入る順番

それぞれの殻の中のs，p，d軌道への電子の埋まり方は，図7.4に示した軌道の形を把握していると理解しやすい。s軌道は原子核を中心に球状であり，この中に2個の電子ができるだけ距離を保って存在する。節面を一つ有するp軌道は3個あり，節面が2個のd軌道は5個の軌道を有し，それぞれの軌道に最大2個の電子が入ることができる。軌道への電子の入り方のルールは

1）エネルギーの低い軌道に入る。

7. 医用材料の基礎

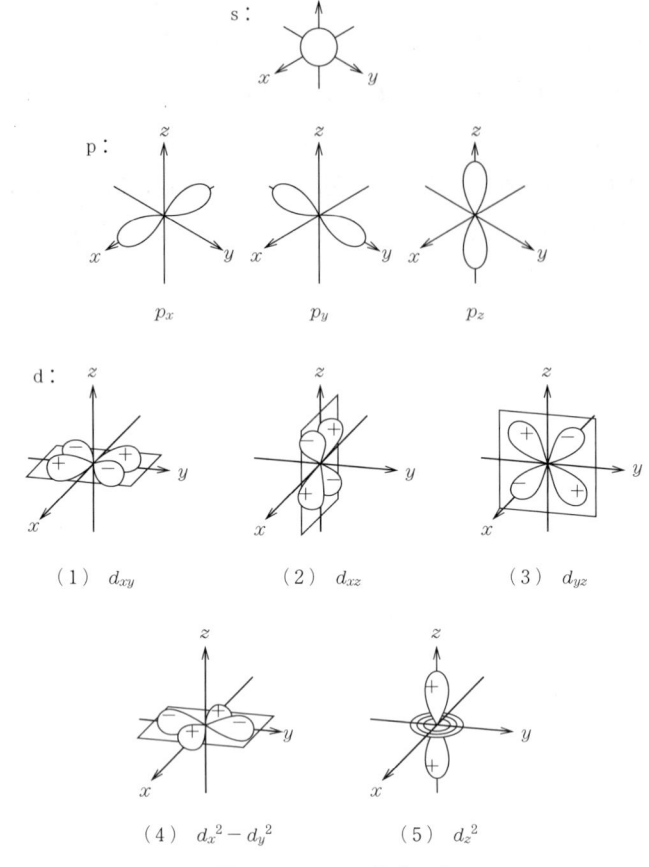

(1) d_{xy} (2) d_{xz} (3) d_{yz}

(4) $d_x{}^2 - d_y{}^2$ (5) $d_z{}^2$

図 7.4 s, p, d 軌道の形

2) エネルギーが同じ軌道では，できるだけ電子が相互作用を及ぼさないように1個ずつ別の軌道を埋めていく。

3) すべての軌道に1個ずつ入った後，各軌道に残りの電子1個のスペースを埋めるように電子が入る。

ただし，M殻のd軌道は，そのつぎの殻であるN殻のs軌道よりもエネルギーが高く，カリウム（K）やカルシウム（Ca）では，d軌道に入らずN殻のs軌道に入る（図7.3）。

s軌道とp軌道がすべてが埋まった状態が最も安定な電子配置であり，周期

表の第18族がそのグループである。この第18族は**希ガス**と称され，ヘリウム（He），ネオン（Ne），アルゴン（Ar），クリプトン（Kr），キセノン（Xe），ラドン（Rn）はほかの原子と化合物をつくることなく安定して存在できる。

原子番号1の水素Hは電子1個で核に最も近いK殻の軌道に電子が1個入

表7.1 元素の周期律と電子配置

エネルギー準位			K	L		M			N				O			P
周期	原子番号	元素記号	1s	2s	2p	3s	3p	3d	4s	4p	4d	4f	5s	5p	5d	5s
I	1 2	H He	1 2													
II （短周期）	3 4 5 6 7 8 9 10	Li Be B C N O F Ne	2 2 2 2 2 2 2 2	1 2 2 2 2 2 2 2	 1 2 3 4 5 6											
III （短周期）	11 12 13 14 15 16 17 18	Na Mg Al Si P S Cl Ar	2 2 2 2 2 2 2 2	2 2 2 2 2 2 2 2	6 6 6 6 6 6 6 6	1 2 2 2 2 2 2 2	 1 2 3 4 5 6									
III （長周期）	19 20 21 22 23 24 25 26 27 28 29 30 31 32 33 34 35 36	K Ca Sc Ti V Cr Mn Fe Co Ni Cu Zn Ga Ge As Se Br Kr	2 2 2 2 2 2 2 2 2 2 2 2 2 2 2 2 2 2	2 2 2 2 2 2 2 2 2 2 2 2 2 2 2 2 2 2	6 6 6 6 6 6 6 6 6 6 6 6 6 6 6 6 6 6	2 2 2 2 2 2 2 2 2 2 2 2 2 2 2 2 2 2	6 6 6 6 6 6 6 6 6 6 6 6 6 6 6 6 6 6	 1 2 3 5 5 6 7 8 10 10 10 10 10 10 10 10	1 2 2 2 2 1 2 2 2 2 1 2 2 2 2 2 2 2	 1 2 3 4 5 6						

り、原子番号2のヘリウム He も同じ軌道に入る。原子番号3番のリチウム Li は3個の電子を有するが、2個の電子は水素 H やヘリウム He と同じ軌道に入り、残り1個はつぎの L 殻の軌道に入る。

表7.1に原子番号36番のクリプトンまでの電子軌道と配置を示す。図7.2の周期表と比べることで結合方式に関連する重要な規則性が明らかとなる。

周期表の第1族の水素、リチウム（Li）、ナトリウム（Na）、カリウム（K）、ルビジウム（Rb）、セシウム（Cs）は一番外側の電子が1個であり、第2族のベリリウム（Be）、マグネシウム（Mg）、カルシウム（Ca）、ストロンチウム（Sr）、バリウム（Ba）は2個である。一方、周期表第17族のフッ素（F）、塩素（Cl）、臭素（Br）、ヨウ素（I）は一番外側の電子が7個である。

この一番外側の電子のことを**最外殻電子**と呼び、原子間の結合様式や反応のしやすさを決定する重要な因子である。典型元素は、s 軌道と p 軌道に電子が入っている原子であり、最外殻電子と原子の結合に関与する電子（**価電子**と呼ばれる）が同じものとなる。一方、遷移元素においては両者は異なっている。例えば、スカンジウム Sc では、最外殻電子は4s 軌道の電子であり、価電子は3d 軌道の電子となる。その電子配置の特徴が、典型元素と遷移元素の性質の違いに大きくかかわっている。

7.1.3 電子式（最外殻電子の表記法）

最外殻電子は原子間結合を把握するうえで重要であるので、その数のみを表記する方法があれば、原子の結合方式を簡便に理解できる。その方法が電子式である。**図7.5**に第2周期の原子の電子式を示す。

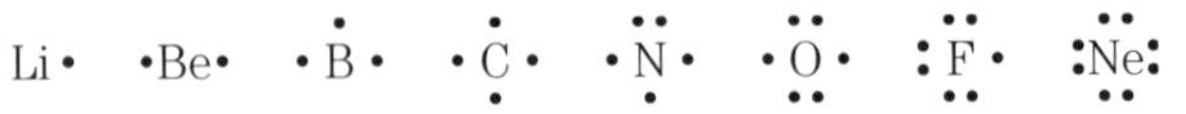

$$\text{Li}\cdot \quad \cdot\text{Be}\cdot \quad \cdot\dot{\text{B}}\cdot \quad \cdot\dot{\text{C}}\cdot \quad \cdot\dot{\text{N}}\cdot \quad \cdot\ddot{\text{O}}\cdot \quad :\ddot{\text{F}}\cdot \quad :\ddot{\text{Ne}}:$$

図7.5 第2周期の原子の電子式

・は電子1個を示し、残り1個の電子が入るスペースがあることを意味することから不対電子と呼ぶ。一方、：は電子2個を示し、安定した電子対を示す。ネオン Ne には不対電子はなく、最も安定した電子配置を示す。そのため

ほかの原子と結合することなく，原子のままの形で安定して存在することができる。図から明らかなように，ネオン以外の原子は，不対電子をもっているため，ほかの原子と結合することにより，ネオンのような安定な構造をつくろうとする。その結合の基本的な様式が，7.1.4項に示す三つの結合である。

7.1.4 一次的結合

〔1〕 イオン結合

周期表の第1族は最外殻電子1個をもつアルカリ金属であり，負電荷の電子を1個失うと希ガス構造となるため，正イオンになりやすい。一方，第17族の原子は，電子1個を受け入れると希ガス構造となるため，負イオンとなりやすい。このような原子同士が遭遇した場合，電子を受け渡し，それぞれイオン化する。生じた正イオンと負イオンの間にはクーロン力が発生し，そのクーロン力により強く引き合い結合する。これがイオン結合である。イオン結合により，イオン結晶が形成される。結合が繰り返し増えることを結晶成長という。おもに，周期表左側の金属と右側の非金属元素間の結合である。

例えば，**図7.6**のようにナトリウムと塩素は電子軌道の最外殻においておのおの，1個ずつの電子を放出したり，受け入れたりして安定な外殻電子軌道をとることにより正と負にイオン化し，クーロン力により結合する。巨視的に立方体，直方体に見える塩化ナトリウム（食塩）の結晶を粉々に砕いても，微視

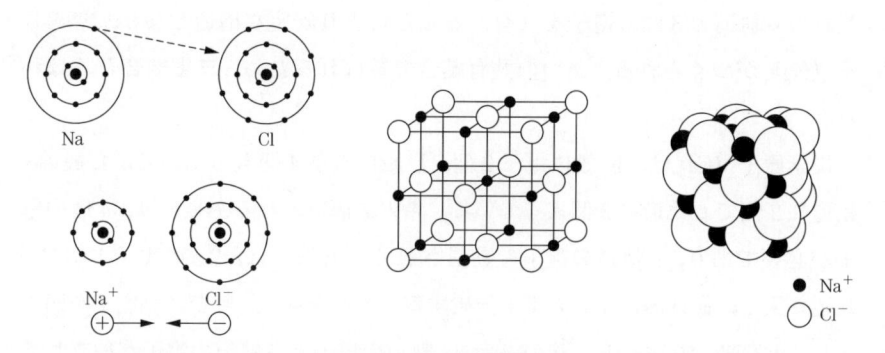

図7.6 イオン結合 NaCl

7. 医用材料の基礎

的には同様な立方体や直方体として観察される。

〔2〕 共有結合

単体の水素は，水素原子Hが2個結合してできた水素分子H_2であるが，水素原子はたがいに電子1個ずつ出し合い，He型の電子配置をつくって安定して存在する。このように，不対電子をもつ原子はほかの不対電子をもつ原子と電子を共有し合うことで安定化しようとする。原子間で電子を共有する結合を共有結合と呼ぶ。不対電子をもつ原子A・と・Bが共有結合することをつぎのように書くことができる。

$$A \cdot + \cdot B \rightarrow A : B$$

酸素原子（O）は，K殻に電子2個，L殻に電子6個をもっている。K殻の電子は，電子対を形成し，安定であるため共有結合には参加しない。L殻の電子においては，酸素の電子式（図7.5）からもわかるように，あと2個の電子が加われば8個となり，希ガス構造となり安定化する。そのため，酸素原子2個が，それぞれ2個ずつの不対電子を出し合って，共有することにより結合が形成され，酸素分子（O_2）となる。それぞれのp軌道の電子2個で一つの共有結合が形成されるため，酸素分子は二つの共有結合をもつこととなり，それを**二重結合**と呼んでいる。

窒素原子（N）は，K殻に電子2個，L殻に電子5個をもっている。希ガス構造となるためには3個の電子が必要であるため，2個の窒素原子同士でそれぞれのp軌道の3個の電子を共有することにより安定な構造となり，窒素分子（N_2）がつくられる。三つの共有結合で結ばれるため，**三重結合**と呼ばれる。

炭素原子（C）は，K殻に電子2個，L殻に電子4個もっている。L殻のs軌道に2個でp軌道に2個入っている。希ガス構造となるためには，4個の電子が必要であり，s軌道の電子も動員される。実際には，2sの電子1個がp軌道に入り，最外殻に4個の電子配置する。これを昇位と呼び，価電子を四つとして共有結合を生じる。その場合，s軌道の電子とp軌道の電子が独立して共有結合を生じると，エネルギーが高くなってしまう。そのためs軌道とp軌

道が混ざり合った軌道をつくり，ほかの原子と結合する。この軌道を混成軌道と呼んでいる。混成軌道が可能であるのは，すでに述べたように電子が波の性質ももっているからである。炭素同士の結合では，後述する混成軌道の構造のため，二つの炭素で安定した分子をつくることは不可能であり，多数の炭素が結合する。その代表的構造が，ダイヤモンドである。

2種類の原子からつくられる代表的な共有結合の例を，**図 7.7** に示す。水は水素 2 原子と酸素 1 原子からなるが，酸素原子はすでに述べたように不対電子を 2 個有し，これが 2 個の水素の不対電子とそれぞれ結合し，2 個の共有結合をつくる。

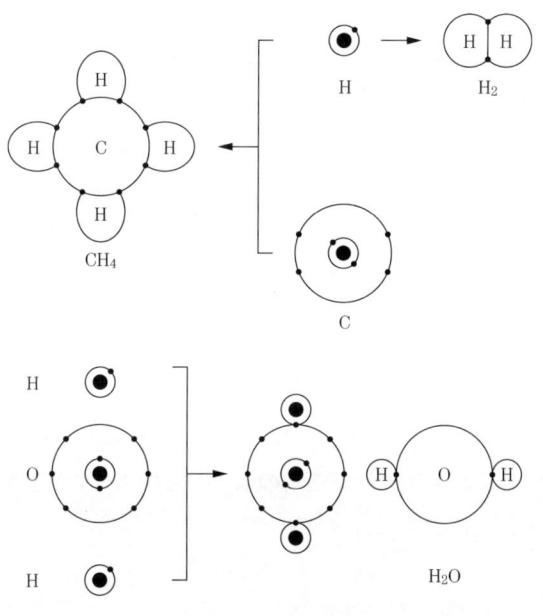

図 7.7 共 有 結 合

有機化合物のメタン（CH_4）は炭素 1 個に 4 個の水素が共有結合した分子である。炭素の混成軌道には 3 種類あるが，メタンの場合は，s 軌道と 3 個の p 軌道が混成した sp^3 混成軌道が 4 個つくられ，水素と共有結合で結ばれる。この混成軌道により，各原子のまわりに 8 個の電子が存在する状態をとることが

わかる。それぞれのsp³混成軌道は，海岸に積んであるテトラポットのように，たがいに109.5°の角度を保って突き出している。そのためメタンの構造は，正四面体の中心に炭素があり，四つの頂点に水素がついた形となっている。

エチレン（C_2H_4）の場合は，s軌道と2個のp軌道が混成したsp²混成軌道が3個つくられ，2個は水素と結合し，一つは炭素と結合する。sp²混成軌道に使われなかったp軌道に存在する電子同士でも共有結合が生じるため，炭素同士は二つの共有結合で結ばれる。そのため二重結合が形成される。

また，s軌道と1個のp軌道が混成したsp混成軌道をつくることも可能であり，2個のsp混成軌道と2個のp軌道の電子が結合に関与し，三重結合となる。これはアセチレン（C_2H_2）などにおける結合様式である。

〔3〕 金属結合

個々の原子が価電子を供出し，それらがすべての原子に共有されることにより生じる結合が金属結合である。電子は個々の原子に束縛されないため自由に動き回ることが可能であり，自由電子と呼ばれている。図7.8は原子番号29の銅の構造モデルである。＋は銅イオンであり－は自由電子である。その構造は，ボールを積み重ね，そのすき間に水を満たしたようなイメージが似ているかもしれない。その水としてたとえた電子雲が金属原子イオンの原子団との引き合いによって生じる結合である。後述するが，金属の性質として，電気伝導率，熱伝導率が高く，金属光沢があるのはこの自由電子の存在による。また，

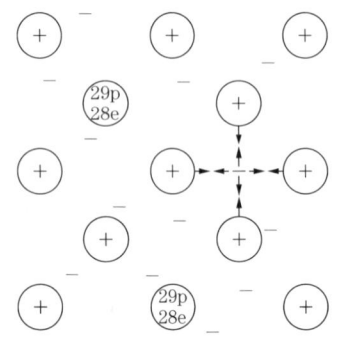

図7.8 金属結合

ボールがずれやすいように，金属原子イオンはたやすく位置を変えることができるため，延性や展性などの金属材料に特徴的な機械的性質が生じる（7.2.2項〔2〕参照）。

7.1.5 二次的結合（分子間に働く引力）
〔1〕双極子-双極子力

水素分子など同種原子間の結合では，原子核（正電荷）の中心と電子（負電荷）の中心は，一致する。しかし，異種原子間の結合では，正の電荷の中心と負の電荷の中心が離れてしまうことが，しばしば起こる。これは原子が価電子を引きつける能力に差があるために生じる。その能力の目安を，**電気陰性度**と呼んでいる。

表7.2に示すように非金属元素は電気陰性度が大きく，その度合いは周期表の右上に行くほど増加する。一方，周期表の左下に行くほど小さくなる。電気陰性度が異なる原子が結合した場合，電子は電気陰性度の大きい原子の近傍に存在する時間が大となる。

表7.2 電気陰性度

周期＼族	1	2	13	14	15	16	17	18
1	H 2.1							He
2	Li 1.0	Be 1.5	B 2.0	C 2.5	N 3.0	O 3.5	F 4.0	Ne
3	Na 0.9	Mg 1.2	Al 1.5	Si 1.8	P 2.1	S 2.5	Cl 3.0	Ar

例えば，塩化水素（HCl）分子を考える。塩素は水素より電気陰性度が大であるため，H–Cl の結合の電子対は水素のまわりよりも塩素の近傍で過ごす時間が多くなる。このことはCl原子が，少し負電荷を，そしてH原子が少し正の電荷を帯びたことを意味する（これを分極したという）。分子の中で，ある距離を離れた大きさの等しい正電荷と負電荷が生じたわけであり，**双極子**が生

じたこととなる。双極子を有する分子の間には，それぞれの正電荷と負電荷の間に引力が発生し，分子同士を引きつける力として作用することとなる。これを双極子-双極子力と呼んでいる。このような分子を**極性分子**と呼び，一方，水素分子など双極子が生じない分子を**無極性分子**と呼んでいる。**表**7.3には，代表的な共有結合分子の構造と極性を示した。水（H_2O），アンモニア（NH_3）は構成する原子の電気陰性度の違いと，結合の方向性により分子の中で電荷の偏りができるため極性分子となる。窒素（N_2）は同種原子の結合であるため分極は起こらない。メタン（CH_4）や二酸化炭素（CO_2）は構成原子間で電気陰性度の差があるが，結合構造が対称であり，双極子が打ち消し合う。そのため，全体として極性を示さない無極性分子に分類される。

表7.3 共有結合分子の構造と極性

名称と分子式	電子式	構造式	分子模型	極性
水素 H_2	H:H [単結合]	H–H		無
水 H_2O	H:O:H [単結合]	H–O–H	折れ線形 104.5°	有
アンモニア NH_3	H:N:H H [単結合]	H–N–H H	三角すい形 106.7°	有
メタン CH_4	H H:C:H H [単結合]	H H–C–H H	正四面体形 109.5°	無
二酸化炭素 CO_2	:O::C::O: [二重結合]	O=C=O	直線形	無
窒素 N_2	:N:::N: [三重結合]	N≡N		無

〔2〕 水素結合

水素がフッ素，酸素，窒素のように非常に小さく，電気陰性度の大きい元素と共有結合しているとき，特別に強い双極子の引力が起きる。これらの結合で

は，水素は密度の大きな正電荷となり，フッ素，酸素，窒素は負電荷となる。正電荷となった水素は，図7.9に示したように負電荷部位と強く引き合うこととなる。電気陰性度の大きな原子が水素を媒介として結ばれる形となるため，双極子の相互作用の特別な形として，特に**水素結合**と呼んでいる。その強さは，共有結合の5〜10％程度にもなり，水の性質や核酸，タンパク質，合成高分子の構造などに重要な役割を果たしている。図7.10からわかるように，分子量が18である水の沸点は100℃であるのに対し，分子量16のメタンの沸点は，−164℃である。この水の性質は，水素結合により，水分子同士が強く引き合うことにより生じている。

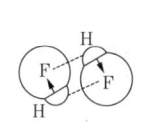

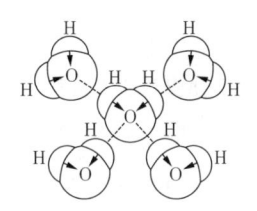

（a）水素結合しているHF分子　　（b）水素結合しているH_2O分子

図7.9　水素結合

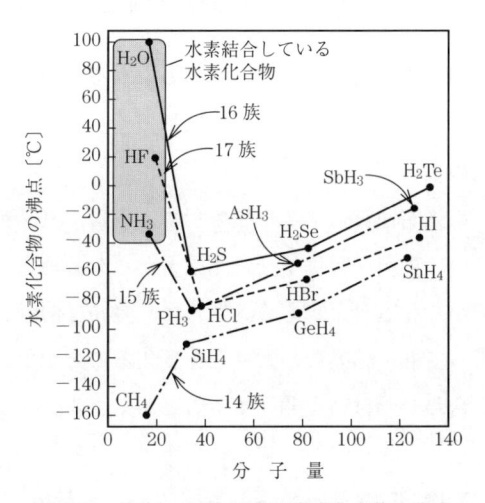

図7.10　第14〜17族元素の水素化合物の沸点

〔3〕 無極性分子の相互作用力−分散力

ヘリウムや水素分子のような無極性の物質でも，十分に冷やすと凝集し液体となる。それらを液体としての状態に保つためには，引力が存在せねばならない。その引力を分散力あるいはロンドン力と呼んでいる。電子は原子や分子の中を動き回っているが，その動きは乱雑なため，ある瞬間には双極子となっている。隣接する原子や分子は，その双極子により電子雲の偏在化が生じ，双極子となる。そのようにして形成された，いわば"瞬間双極子"による引力が分散力である。この作用力は非常に弱いが，無極性分子間の相互作用においては重要な役割を果たしている。

個々の材料がどのような結合様式により構成されているかをここまで学習したが，それにより表れる各材料の物性を系統的に理解することは，材料工学を学習するうえで重要である。以下7.2〜7.4節では，2，3章で紹介した金属，セラミックスなどの無機材料，プラスチックス，ゴムなどの有機材料の基本的構造・性質について系統的に学習する。

7.2 金属材料

金属の特徴を生かした医用金属材料にはどのようなものがあるかは2.1節ですでに述べたが，本節ではその特徴がなにに基づくものなのか化学的な視点で整理し，理解を深める。

金属の機械的，電気的性質は7.2.1項で示すように，結晶粒界と自由電子に負うところが大きい。金属材料は単一金属原子からなる純金属と2種またはそれ以上の金属原子からなる合金がある。さらに，金属は溶融，冷却による金属結晶の再結晶によっても，結晶粒の大きさを変えることができるため，その性質を利用し用途に合わせた材料を開発することができる。

7.2.1 金属の構造

純金属は図7.11のような結晶粒の集合体（多結晶体）である。さらにミク

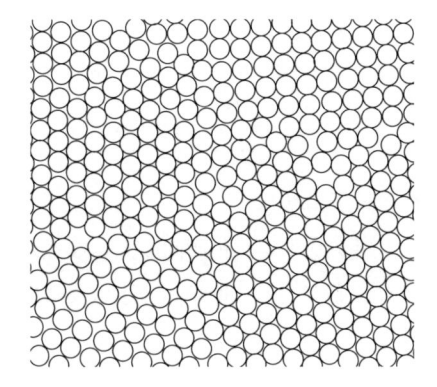

図 7.11 結晶粒界

ロ（微視的に）に見ていくと結晶性配列と無秩序な配列の結晶粒界からなることがわかる。結晶粒界は腐食（錆びる，溶ける），相変化（融ける），固体内拡散速度へ大きく影響している。金属結合では前述したように，自由電子が正イオンの間げきをぬって容易に動くことができ，電磁場において高い電気電導特性を示すのはこのためである。

7.2.2 金属の性質

〔1〕 **金属の化学的性質（腐食）**

腐食は金属材料特有の性質の一つであり，乾腐食と湿腐食がある。乾腐食は金属と気体の接触により起こるもので酸化，窒化，硫化が挙げられる。

酸 化　金属が電子を奪われ陽イオンとなり，酸素陰イオンと結合して金属酸化物になる過程（例：酸化亜鉛（ZnO））

窒 化　窒素とそれより陽性の元素と化合物になる過程（例：窒化アルミニウム（AlN））

硫 化　硫黄とそれより陽性の元素と化合物になる過程（例：硫化鉄（FeS））

湿腐食は金属と液体の接触により起こり，電気化学現象を伴う腐食（電解腐食）であり，医療関係ではほとんどが湿腐食に関連したものと考えてよい。腐食過程は金属の基本的性質である**イオン化傾向**（**表 7.4** 参照）によりいくつか

7. 医用材料の基礎

表7.4　金属のイオン化傾向

Li＞K＞Ba＞Sr＞Ca＞Na＞Mg＞Ti＞Al＞Mn＞Zn＞Cr＞Fe＞Cd＞Co＞Ni＞Mo＞Sn＞Pb ＞(H_2)＞ Cu＞Hg＞Ag＞Pd＞Pt＞Au

のグループに分けられる。

　　水素置換型腐食　　水素よりイオン化傾向の大きな金属の腐食
　　酸 化 型 腐 食　　水素よりイオン化傾向の小さな金属の腐食

　水素置換型腐食は水素イオン（H^+）を含む溶液中（水溶液：水，食塩水，血液など）において，H^+よりもイオンになりやすい（イオン化傾向の高い）金属がイオン化し，H^+と置き換わる腐食のことである。

　生体と腐食との関係は腐食による溶出金属イオンの毒性，アレルギー性などの急性毒性，発癌性の原因となることや，組織沈着により慢性毒性を誘発する要因となることである。

　イオン化傾向がH^+より高い金属がすべて水素置換型の腐食を受けるかというと例外もあり，酸化被膜に覆われ水溶液との間に隔壁をもつ不動態になりやすい金属（Co，Cr，Al，Tiなど）（表7.5）は腐食の進行がきわめて遅くなる。したがって，イオン化傾向の高い金属でも，不動態となりやすい金属と合金をつくることにより耐腐食性を得ることができる。しかし，Cl^-など酸化被膜（不動態）を透過しやすいものを多く含む環境下での使用は注意を要する。

表7.5　金属の不動態へのなりやすさ

Si＞Ta＞Zr＞Ti＞Cr＞Sn＞Co＞Ni＞Fe＞Al＞Pb

　イオン化傾向がH^+より小さな貴金属の腐食は，酸化された後，酸化物が溶液中に溶解することによって進行するが（酸化型腐食），一般的にその速度は遅い。イオン化傾向の異なる金属，例えば貴金属と卑金属を電解質溶液中に浸漬した場合，溶解の程度に応じて電位が異なる。この両者が接触している場合，そこに（局部的に）電流が流れ（電子の流れと逆向き），電解を生じる。このような腐食を局部電流型腐食と呼ぶ。酸化皮膜の欠陥箇所から孔状に腐食が成長すると，応力が集中し応力腐食割れとなる原因となる。この腐食を孔食

と称し，ステンレス鋼，アルミニウム合金などに見られる。実際は，部品組合せ箇所に生じるすき間腐食が最も起こりやすい。

　　電解腐食　　イオン化傾向の異なる金属の接触により，局所的な電位差ができ，電解が進むことに起因する

　　孔　　食　　孔状の酸化皮膜の欠陥に起因する（ステンレス鋼，アルミニウム合金に多い）

　　すき間腐食　材料間のすき間に生ずる不完全な酸化皮膜の生成に起因する

〔2〕　**金属の機械的性質**

一般に，ほかの材料に比べ金属は，延性（延びやすさ），展性（曲げやすさ）が高い。この性質は，金属の構造，特に結晶粒界の存在と関係が深く，加工性がよい理由となっている。図7.12に示すように金属結晶の中の金属原子はすき間なく球を積み上げたような構造をとっており，外力が加わると滑りやすい面を形つくっている。金属陽イオンの充填の状況により，1個の陽イオン当りの自由電子数は異なり，物性が異なってくる。一般的に自由電子が多いほど結合が強く，融点が高い。これらの基本物性の違いは力学的材料試験により定量化できる。なお，力学的材料試験法については6.2節に概略を紹介した。

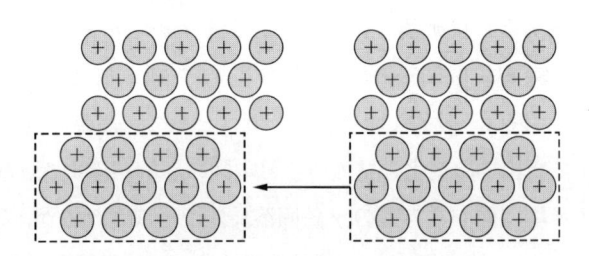

図7.12　金属の延性と展性

〔3〕　**生物学的性質（細胞毒性）**

細胞毒性は細胞培養法や組織培養法によって検査されるが（6.4節参照），一般的に，元素周期表の列，族に関係している。

細胞毒性発現の一般的メカニズムとしては，金属のイオン化により細胞外液のpHが塩基性（アルカリ）に移行することにより生じる間接的作用と，金属

イオンがタンパク質や核酸と結合することにより生じる直接的作用が考えられている。

イオン化傾向の高い金属がイオン化して溶液中に溶け出ると（H^+と置き換わると）溶液は，急速に塩基側（アルカリ側）に移行して細胞変性，さらに細胞壊死を引き起こす。

7.2.3　金属材料の種類と性質

〔1〕　鉄と鉄合金（ステンレス鋼）

鉄，鋼は土木，建築，船舶，機械など多くの広い分野で最も汎用な材料とし使用されている。錆びやすいが安価で，熱処理による性質の改良，鉄合金にすることで特殊な性質を生むことができるので，その用途が広い。

鉄鉱石（鉄を含む鉱物で酸化物，硫化物）を石灰石（融解剤）とともに溶鉱炉にて溶解し，コークスで熱すると酸化鉄が還元されて銑鉄となる。銑鉄は炭素，硫黄，リンなどの不純物が多く，硬くてもろい。一方，不純物を含まない純鉄は柔軟で展延性が高く変形しやすいので構造材料には適さない。炭素を適度に含むことにより硬さや強靱さなどが増し，用途が広くなる。

図 7.13 に鉄-炭素系状態図を示す。炭素の含有量が重量の割合で 1.7 wt％以上のものを鋳鉄，0.035～1.7 wt％のものを鋼と呼ぶ。炭素含有量が 0.2～0.3 wt％の鋼（一般的な構造材）を例にとって，高温の溶体から常温までの冷却による析出物の変化を見ていくと本図の理解が深まる。800～1 400℃でオーステナイト（面心立方型の γ 鉄固溶体）が形成されるが，723℃以下になるとフェライト（α 鉄固溶体）に構造変態する。フェライトは低温で靱性を失う。オーステナイトは低温での脆弱化は示さない。1 000℃以上の溶体化処理温度から急冷することでオーステナイトの単相となる。オーステナイト系ステンレス鋼はインプラント用や手術器具などの医療用具に用いられている。

（a）　**炭素鋼の性質**　　炭素鋼の炭素含有量と機械的性質の標準状態における関係を図 7.14 に示す。炭素の含有量が多くなるにつれ，硬く，強くなるが，もろくなる。

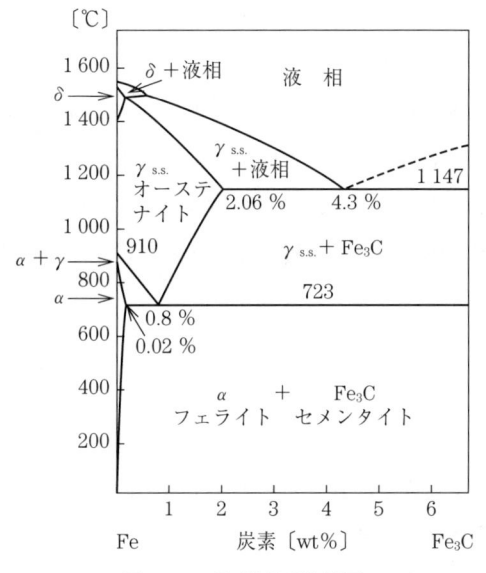

図 7.13 鉄-炭素系状態図

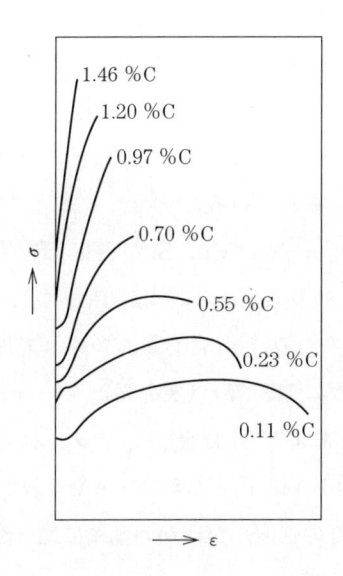

図 7.14 炭素鋼の炭素含有量と機械的性質

（b） 鋼の熱処理　　鋼を加熱，冷却することにより構造変化を起こさせ，性質を改善することができる。

- 焼なまし　　鉄の溶融点以上に熱すると鉄原子が構成する格子の間に原子半径の小さな炭素が入り込んだ固溶体状態を形成する。それを徐々に冷却していくとひずみの少ない，均質な材料となる。焼鈍（しょうどん）ともいう。
- 焼入れ　　固溶体状態から急速に冷却すると，ひずみの大きい，硬くてもろい材料ができる。
- 焼戻し　　焼入れ後，再加熱（200～450℃）すると，靱性を回復することができる。

（c） 特殊鋼　　炭素鋼に Cr, Ni, Mo, Mn, W などの元素を1種以上加え機械的性質や耐腐食性を改良することができる。

〔2〕非鉄金属と非鉄合金

鉄以外の金属を非鉄金属と呼ぶ。非鉄金属の合金はアルミウムおよびマグネシウム合金，銅合金，チタン合金などがあるが，医療用としては組織親和性の点でコバルト-クロム合金，チタン合金が埋込み用材料として用いられている。

（a） コバルト-クロム合金（Co-Cr 系合金）　　Co-Cr 系合金は Cr の不動態をつくりやすい性質（表7.5）と Co の機械的強度を併せもつ医療用として汎用な合金である。硬く，耐摩耗性がよいが加工性が劣る（塑性加工は困難）。ステンレス鋼よりも耐食性がよく，生体適合性，特に骨組織との適合性がよい。人工関節骨頭部，人工弁弁座に用いられている。

組成は Cr が 27～30％, Mo が 5～7％, Ni, Mn, Si が各 1.0％ 以下, Fe が 0.75％ 以下，C が 0.2～0.75％ で，残りが Co である鋳造用合金（バイタリウム HS-21）と Mo の代わりに Tn を含み，Ni 含有量を多くして加工性をよくした加工用合金がある（バイタリウム HS-25）（**表7.6**）。

（b） チタンおよびチタン合金（Ti および Ti 合金）　　チタンは元素番号 22 の金属で，比重が 4.5 と貴金属の約 1/3 以下，ステンレスやニッケル合金の約 1/2 である。比強度（単位密度当りの強度）がほかの金属に比べ優れており，航空機などの構造材として用いられている。

7.2 金属材料

表7.6 主要な特殊耐食鋼とコバルト-クロム合金[1] (バイタリウム)〔質量%〕

合金元素	SUS 304	SUS 316	SUS 316 L	SUS 317	COP-1	バイタリウム HS-21	HS-25
Cr	18〜20	16〜18	16〜18	18〜20	19〜21	27〜30	19〜21
Ni	8〜10.5	10〜14	12〜15	11〜15	19〜21	2.5>	9〜11
Mo	—	2〜3	2〜3	3〜4	3.5〜4.5	5.7〜7.0	—
Mn	2>	2>	2>	2>	2>	1>	2>
Si	1>	1>	1>	1>	1>	1>	1>
C	0.08>	0.08>	0.03>	0.08>	0.2〜0.3	0.35>	0.05〜0.15
P	0.045>	0.04>	0.04>	0.04>	0.04>	—	—
S	0.03>	0.03>	0.03>	0.03>	0.03>	—	0.03>
W	—	—	—	—	—	—	14〜16
Fe	残	残	残	残	残	0.75>	3>
Co	—	—	—	—	—	残	残

非常に活性が高く,イオン化傾向も中等度であり(表7.4),腐食を受けやすく,生体適合性が悪そうに見られるが,表面にできる薄い酸化被膜(不動態,表7.5)のため耐腐食性,生体適合性が非常によい。図7.15に代表的な合金の耐食性の比較を示す。Ti合金の中で最も医療用に適するものは,現在のところTi-6Al-4V合金である。六方晶のα相と体心立方晶のβ相が混在している二相合金である。Tiに比べると耐摩耗性がよくなっている。

(c) 金・金合金 金属の中で耐食性が最も高く体内環境においても安定である。延性があり加工性に優れているが,高価であり重量が重く,耐摩耗性に欠けるので利用箇所は限られ,おもに歯科用として用いられている。

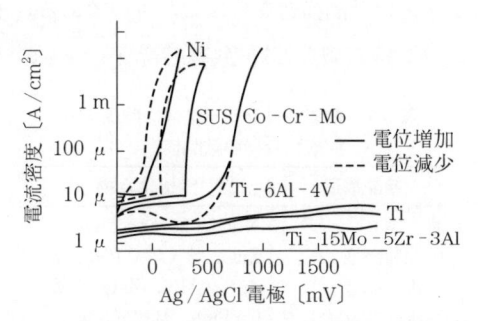

図7.15 合金の耐食性[2] (リンゲル液中の陽極分極曲線)

金合金（金-白金-パラジウム）は機械的強度が高く，融点が低いので歯科用金属材料として汎用されている．歯科用金合金は，金のほか，銀，銅，パラジウム，白金，亜鉛などが含まれており，銅の添加量増加は，硬さを増すが耐腐食性を下げる．パラジウム，白金の添加は硬さ，耐腐食性を上げるが融点が高くなる．

7.3 無機材料

無機材料とは，有機材料，金属材料以外の材料のことであり，典型的な例としてセラミックスが挙げられる．水素化物，ホウ化物，炭化物，ケイ化物，窒化物，リン化物，ヒ化物，酸化物，硫化物，ハロゲン化物，さらに，ホウ素，炭素，シリコン，リンなどの非金属単体，さらには，これらの複合化合物や酸素酸塩などが挙げられる．セラミックスはその中で，高温で処理できるという特性をもつものと定義できる．広義には，非結晶質のガラスもセラミックスの一部に含まれる．

自由電子をもたず，一般的には電気絶縁体である．超電導体のようにきわめて特殊な電気的特性を示すものもあり，この材料の多面性を説明するうえでのよい例である．

7.3.1 無機材料の構造

表 7.7 にセラミックスの結晶構造を分類したものである．イオン性結合をもつもの（食塩型，コランダム型など），共有結合をもつもの（閃亜鉛鉱型，ウ

表 7.7 機能性セラミックスに関係する無機化合物の結晶構造

結晶構造	無機化合物
食塩型	NaCl, MgO, TiO$_y$
閃亜鉛鉱型	ZnC, C（ダイヤモンド）
ウルツ鉱型	ZnS, AlN, ZnO
ペルブスカイト型	CaTiO$_3$, BaTiO$_3$
ルチル型	TiO$_2$, VO$_2$
コランダム型	α-Al$_2$O$_3$, Fe$_2$O$_3$

ルツ鉱など），そのほかに分類できる。

食塩型結晶構造は結晶構造を理解するうえでしばしば例として取り上げられるものである。イオン性結晶内では陰イオン（例えば，塩素イオン（Cl^-））と陽イオン（例えば，ナトリウムイオン（Na^+））は電気的に引き合い，等方的にできるだけ密に集まろうとする（最密充填）（図7.6）。

表7.8，図7.16は構成原子の原子半径の比によって結晶構造が異なる様子を示している。大きさの比が1に近づくほど，矢印の方向の構造をとって，安定化しようとする。

表7.8 構成原子の原子半径の比と結晶構造の一般的関係

構成原子の原子半径の比	配位数	結晶構造	型	例（酸化物）
（a）0.225〜0.414	4	四面体	シリカ	SiO_2
（b）0.414〜0.732	6	八面対	ルチル	TiO_2
（c）0.732〜1.0	8	立方体	ホタル石	CeO_2
（d）1.0	12	十四面体		

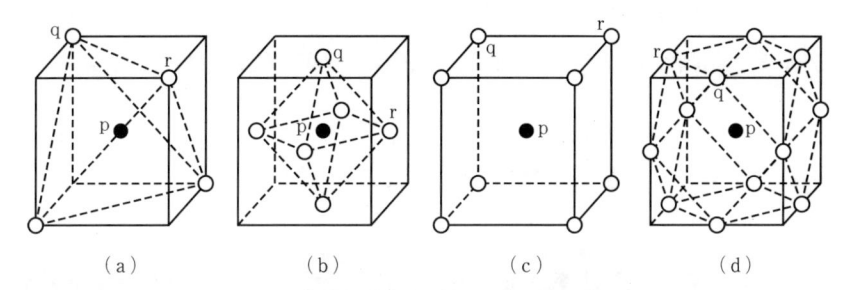

図7.16 無機化合物の結晶構造

原子半径比と結晶構造の関係が表7.8の一般則に従わないものとして閃亜鉛鉱型やウルツ鉱型がある。また強い方向性をもつ結合，すなわち共有結合性の結合が支配しているものもある。

7.3.2 無機材料の種類と性質

セラミックス材料の製法は大きく分けると単結晶の焼結と，高温溶融物からの晶析である。したがって，一般的に耐熱性が優れている。金属原子の結合手

は酸素や窒素などの非金属元素によって占められており，安定であり耐腐食性は金属に比し，格段によい．金属のように自由電子が存在しないことから，超伝導体などの一部の例外を除けば絶縁性が高い．機械的性質は，構成元素の結合様式によってさまざまであり，結晶粒子の集合状態や製法によっても大きく異なる．

構造材料としてのセラミックスのほかに，電子デバイス用材料としてのセラミックスは，従来厄介な問題とされていた結晶格子の中の空孔形成による欠陥や不純物の侵入，結晶粒界などを利用したものである．

〔1〕 α-アルミナ（Al_2O_3）

α-アルミナは酸化物系セラミックスの代表的な素材であり，Al^{3+} と O^{2-} とからなるイオン性結晶である．その構造は**図7.17**にあるように，酸素の六方最密充填が骨格で，酸素間の空げきにアルミニウムが入り込んだ結晶構造をとっている．つまり，Al^{3+} が等しい距離に位置する6個の O^{2-} に囲まれている．α-アルミナの性質を**表7.9**に示す．

アルミナ結晶およびアルミナ製品の製作は，2050℃以上に熱した溶融アル

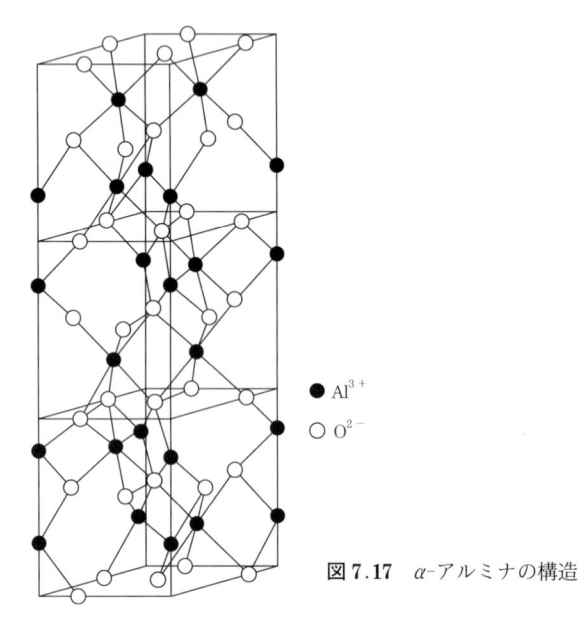

図7.17 α-アルミナの構造

表 7.9　α-アルミナの性質

	焼結体	単結晶
機械的性質		
引張強度〔kg/cm^2〕	2 650〜3 150	17 500〜25 900
圧縮強度〔kg/cm^2〕	24 500〜36 400	
ヤング率〔Mkg/cm^2〕	3.8〜4.1	3.4〜4.7
熱的性質		
耐熱性:融点〔℃〕	〜2 050	
電気的性質		
電気絶縁性〔Ωcm〕	〜10^{14}	

ミナを徐冷して結晶成長させる単結晶アルミナとアルミナ粉末を焼結する多結晶アルミナがある。単結晶アルミナは高強度であるが加工性が悪い。多結晶アルミナは強度にやや難点があるが，加工性はよい。低密度，高硬度，高耐食性，電気絶縁体としての性質ももつので汎用性が高い。自動車のスパークプラグ用絶縁体，軸受など，機械的・熱的衝撃力を受ける箇所，電気絶縁性，耐熱性を必要とする箇所に広く用いられている。生体内で安定（bio-inert）で組織適合性がよいことや機械的強度に着目し，医療用としては硬組織代替材料（人工骨，人工関節骨頭部，人工歯など）などに使用されている。

〔2〕　ジルコニア（ZrO$_2$）

4価のジルコニウムイオンと2価の酸素イオンとからなるイオン性結晶である。

融点は2 700℃で，耐食性，高強度である。温度低下に伴い，立方晶から正方晶，さらに下がると単斜晶と構造を変化する（図7.18）。

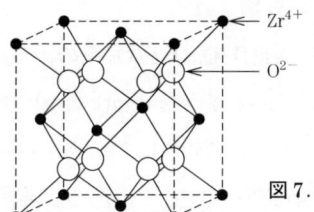

図7.18　立方晶ジルコニアの構造

〔3〕 パイロライトカーボン （C）

パイロライトカーボンは熱分解性炭素とも呼ばれ，生体不活性な材料として人工弁の弁葉の材料などに用いられている。炭素はs軌道とp軌道の混成軌道をつくって共有結合することを前述したが，sp^3混成軌道同士がσ結合によってたがいに結び付くと，八面体結晶のダイヤモンドになる。sp^2混成軌道同士が同じσ結合で結び付くと正六角形がつながった六角板状結晶の黒鉛（グラファイト）となる。一方，人工弁弁葉の被覆用に用いられている熱分解性炭素はグラファイトが3次元的に共有結合にて多結晶体を形成したものである。

高温で分解した炭化水素からあらかじめ成形したカーボン基材上に炭素を流動層内で析出させると，パイロライトカーボンの被覆層，すなわち不完全なグラファイト結晶の凝集体を形成する。パイロライトカーボンの力学的強度は密度や結晶質の大きさ，均一性に依存するが，これらは温度や被覆時間，流動層内でのガスの組成，流し方によってコントロールできる（図7.19）。

〔4〕 ヒドロキシアパタイト （$Ca_{10}(PO_4)_6(OH)_2$）

脊椎動物の歯や骨の無機成分に非常に似た水酸アパタイトは6方晶系の結晶構造を有する（図7.20）。骨接着性がよいがアルミナに比べ機械的強度が劣る（表7.10）。

〔5〕 リン酸三カルシウム （$Ca_3(PO_4)_2$）

リン酸三カルシウムは英名の頭文字をとってTCP（tricalcium phosphate）ともいう。水酸アパタイトに化学組成，物理特性の類似した物質で，溶解・吸収され生体骨に置き換わる。TCP多孔体は骨置換材として用いられている。生体活性材料（bio-active）に分類される。

〔6〕 ガラスとバイオガラス （SiO_2-Na_2O-CaO-P_2O_5系のガラス）

ガラスは窓ガラスから光ファイバ，バイオガラス（bioglass）まで多種多様であるが，その特異的性質は非晶質（アモルファス）であり，熱的性質が極端に変化するガラス転移点という温度変異点をもつことである。非晶質であるということは，構成する原子の結合に規則性をもたないということである。一般にガラスを構成する元素はSi, O, Na, Mg, Ca…と多い。

7.3 無 機 材 料　　*139*

(a) ダイヤモンド

(b) グラファイト

(c) パイロライトカーボン

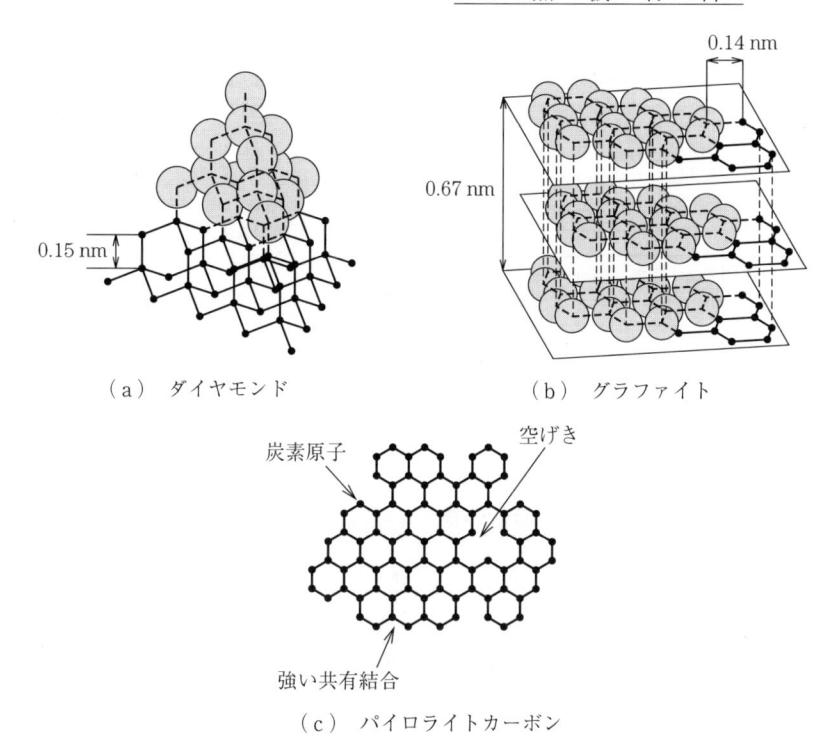

図 7.19 ダイヤモンド，グラファイト，パイロライトカーボンの構造

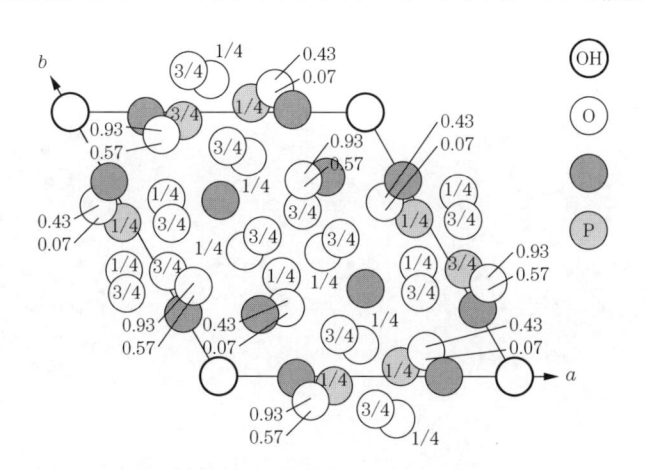

図 7.20 ヒドロキシアパタイトの構造

140   7. 医用材料の基礎

表7.10 ヒドロキシアパタイトとリン酸三カルシウムの力学特性の比較

	焼結温度 〔℃〕	圧縮強度 〔MPa〕	曲げ強度 〔MPa〕	弾性率 〔GPa〕	破壊靭性 〔MPa m$^{1/2}$〕
ヒドロキシアパタイト	1 100	917	196	34.5	1.16
	1 150	—	142	80.6	0.95
	1 250	800	115	112	1.0
	1 300	509	113	87.8	0.69
リン酸三カルシウム	1 100	687	154	33	—
	1 150	459	138	89.2	1.14

ガラスの主成分であるケイ素 (Si) は地球上で酸素についで2番目に多い元素であり，酸素と結合した二酸化ケイ素 (SiO$_2$) はガラスの主成分である。結晶しているものが水晶，無定形のものは石英である。図7.21にケイ酸塩ガラスの基本構造である SiO$_2$ の結合の様子を示す。石英ガラスは耐熱, 耐薬品性

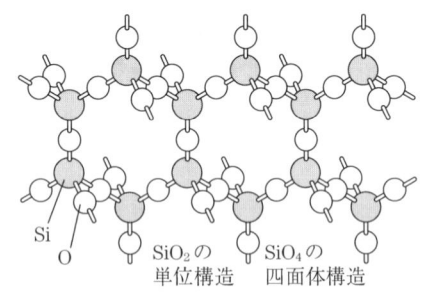

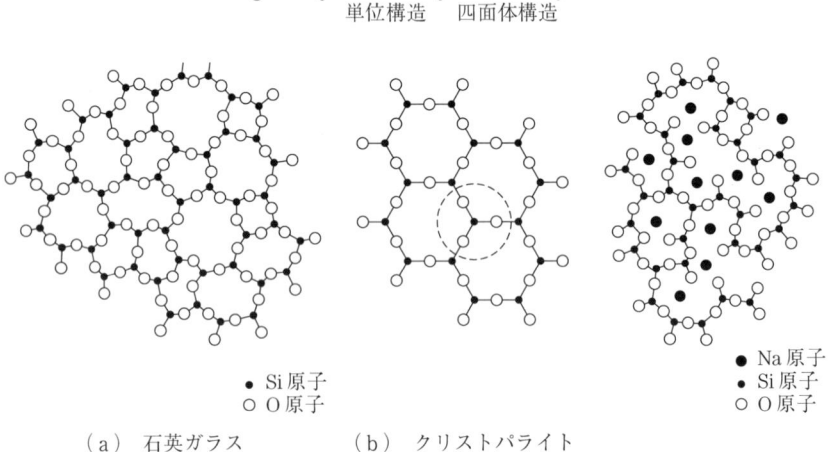

図7.21 ケイ酸塩ガラスの基本構造

に優れている。

ソーダ石灰ガラスの組成はSiO$_2$（70〜74％），Na$_2$OおよびK$_2$O（13〜16％），CaOおよびMgO（10〜13％），BaO（0〜0.5％），Al$_2$O$_3$（1.5〜2.5％）となっており，ケイ酸塩以外の酸化物の中ではNa$_2$O，CaOを多く含む。比較的溶けやすく（溶融温度400〜500℃）板ガラスなどに汎用されているが，薬品に侵されやすい。

ホウケイ酸ガラス（アルカリ分の溶出量はソーダ石灰ガラスの約20分の1）の組成はSiO$_2$（80.5％），Na$_2$O（3.8％），K$_2$O（0.4％），B$_2$O$_3$（12.9％），Al$_2$O$_3$（2.2％）である。

一方，バイオガラス（SiO$_2$-Na$_2$O-CaO-P$_2$O$_5$系）は2.2節と3.1.2項で述べたように，生体骨に埋植された場合，骨新生をうながし，新生骨と結合するのでバイオアクティブガラスとも呼ばれる。最も骨との結合がよいとされるバイオガラス46S5.2の組成はSiO$_2$（46.1％），Na$_2$O（24.4％），CaO（26.9％），P$_2$O$_5$（2.6％）である。SiO$_2$の組成は全体の半分以下で，その分，CaOやP$_2$O$_5$の比率が多くなっている。SiO$_2$の組成比を高くするとリン酸カルシウムの形成が悪くなり，骨への接着が低くなるといわれている。力学的にはソーダ石灰ガラスと同等であるため，力学的な負荷のかからない耳小骨や金属材料の被覆用に使用が限定される。

A-Wガラスは結晶化ガラスという分類に入るガラスであり，その結晶はβ-ウォラストナイト（CaO・SiO$_2$）とヒドロキシアパタイトでガラス相に均一に分散した構造をしている。組成はSiO$_2$（34.2％），CaO（44.9％），P$_2$O$_5$（16.5％），MgO（4.6％），CaF$_5$（0.5％）である。これにより力学的な強度が確保され，かつ生体に埋め込まれると速やかにその表面に水酸アパタイトが形成され，生体骨と強固に結合する。

7.4 有機材料

有機化合物とは炭素を含む化合物（ただし，一酸化炭素，二酸化炭素，炭酸塩などを省く）である。医療現場で身近なものとしては消毒用アルコール，各

種パッケージ材料，ディスポーザブル製品がある。固体有機材料として医療分野の中で最も多く使われているのが，高分子（ポリマー）である。高分子は動植物から得られる天然高分子と低分子モノマーから合成して得られる合成高分子があり，生体類似の構造を作成可能であることや，多種多様な性質をもつ材料を創生できることがその理由である。

7.4.1 有機化合物の構造

高分子材料の構造，性質を理解するためには，有機化合物の基礎的な知識をまとめておくことが重要である。図 7.22（a）に例を示すが，有機化合物は構造の違いから鎖状炭化水素と環状炭化水素に，炭素間結合の違いから飽和炭化水素と不飽和炭化水素に分類される。

環状化合物は環を炭素のみで構成する炭素環状化合物と炭素以外の原子，例えば酸素（O）や窒素（N）を含む複素環状化合物に分けられる。炭素環状化合物はベンゼン環という 6 個の炭素を 3 個の二重結合で結んだ安定構造を基本骨格とした芳香族化合物と単結合により環状構造をつくっている脂環状化合物に分けられる図 7.22（b）。

炭素間結合には一重結合，二重結合，三重結合がある。炭素は最外殻に 4 個の電子を有するが，炭素間で 2 個共有するものが一重結合（σ 結合 1 個），4 個共有するものが二重結合（σ 結合 1 個と π 結合 1 個），6 個共有するものが三重結合（σ 結合 1 個と π 結合 2 個）である。

$$\text{C--C} \qquad \text{C=C} \qquad \text{C≡C}$$
$$\text{単結合} \qquad \text{二重結合} \qquad \text{三重結合}$$

π 結合は反応性に富み，高分子をつくるモノマーは二重結合を有するものが多い。π 結合を含むものを不飽和炭化水素，σ 結合のみのものを飽和炭化水素と称する。なお，**σ 結合**とは，結合軸上の電子密度が最大になるような結合であり，s 軌道と s 軌道の結合あるいは s 軌道と p 軌道の結合である。また p 軌道同士の結合においても，p 軌道の軸と結合軸が一致している場合，つまり直線的に結合する場合は σ 結合という。**π 結合**とは，結合軸上の電子密度が

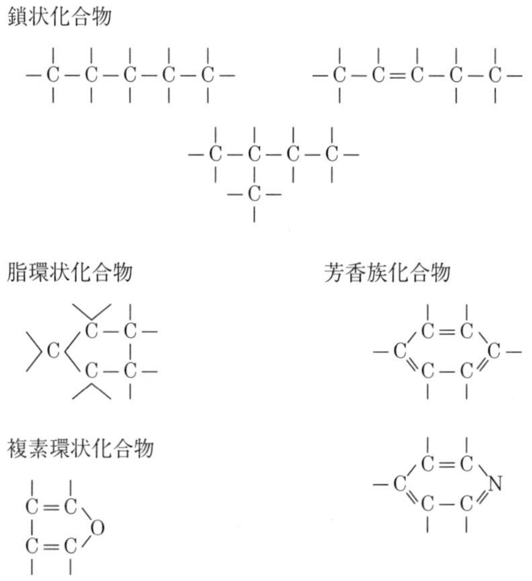

7.4 有機材料

鎖状化合物

脂環状化合物　　　　芳香族化合物

複素環状化合物

(a) 構　造

有機化合物 ─┬─ 鎖状化合物（脂肪族化合物）
　　　　　　└─ 環状化合物 ─┬─ 炭素環状化合物 ─┬─ 脂環状化合物
　　　　　　　　　　　　　　　　　　　　　　　　　　　└─ 芳香族化合物
　　　　　　　　　　　　　　└─ 複素環状化合物

(b) 分　類

図7.22　有機化合物の構造と分類

ゼロとなる結合で，p軌道同士が横に並んで重なりをつくる結合である。

　原子の種類と数で無数の組合せが可能な有機化合物中においても，性質の共通したもの同士を集めると，共通した原子団をもつことがわかる。逆に，組成が同じであっても原子団が異なると性質も異なる。例えば，C_2H_5OH と $(CH_3)_2O$ はともに炭素2個，水素6個，酸素1個からできている鎖状炭化水素であるが性質は異なる。前者はエタノールと呼ばれるアルコール類であり，沸点78℃で水によく溶けるが，後者のジメチルエーテルはエーテル類に属し，沸点−25℃で水に難溶である。このように特徴的な構造を有する原子の集まり（原子団）を基と称し，有機化合物の性質に深く関連している（表7.11）。

C_2H_5-OH　(R-OH)　　　CH_3OCH_3　(R-O-R′)
　エタノール　　　　　　　　　ジメチルエーテル

表7.11 原子団の種類

名称	構造式の表記	示性式の表記	同族列の名称	化合物例
アルコール性水酸基（ヒドロキシル基）	−O−H	−OH	アルコール	メタノール　CH₃OH
フェノール性水酸基（ヒドロキシル基）	−O−H	−OH	フェノール	石炭酸
アルデヒド基（ホルミル基）	−C(H)=O	−CHO	アルデヒド	アセトアルデヒド　CH₃CHO
エーテル基	−O−	−O−	エーテル	ジエチルエーテル　C₂H₅−O−C₂H₅
カルボニル基	>C=O	>CO	ケトン	アセトン　(CH₃)₂C=O
カルボキシル基	−C(=O)−O−H	−COOH	カルボン酸（有機酸）	酢酸　CH₃−COOH　安息香酸
エステル基（オキシカルボニル基）	−C(=O)−O−	−COO−	エステル	酢酸エチル　CH₃COOC₂H₅
ニトロ基	−N(=O)=O	−NO₂	ニトロ化合物	ニトロベンゼン
スルホ基（スルホン酸基）	−S(=O)(=O)−O−H	−SO₃H	スルホン化合物	ベンゼンスルホン酸
アセチル基	H−C(H)(H)−C(=O)−	CH₃−C(=O)−	アセチル化合物	酢酸エチルもアセチル化合物である。
アミノ基	−N(H)(H)	−NH₂	アミン（有機塩基）	メチルアミン　CH₃−NH₂
シアノ基	−C≡N	−CN	ニトリルまたはシアニド	アセトニトリル（シアン化メチル）　CH₃−CN
メルカプト基	−S−H	−SH	チオール	メタンチオール　CH₃−SH

〔1〕 鎖状化合物

(a) **飽和炭化水素（パラフィン系炭化水素）**　C_nH_{2n+2}（nは1以上の整数）の構造をもつ炭化水素で，すべての結合は一重結合（σ結合）である。図7.23に飽和炭化水素の炭素数と融点の関係を示す。後述するポリエチレンは，数百の炭素鎖をもつ飽和炭化水素である。パラフィン（parum＝小，affinis＝親和力）の名称のごとく，反応性は乏しく，化学的に安定である。

$n=1$	CH_4	methane	メタン	〔例〕 プロパンの構造
$n=2$	C_2H_6	ethane	エタン	
$n=3$	C_3H_8	propane	プロパン	H H H
$n=4$	C_4H_{10}	buthane	ブタン	| | | H−C−C−C−H | | |
$n=5$	C_5H_{12}	pentane	ペンタン	H H H
$n=6$	C_6H_{14}	hexane	ヘキサン	propane
$n=7$	C_7H_{16}	heptane	ヘプタン	
$n=8$	C_8H_{18}	octane	オクタン	
$n=9$	C_9H_{20}	nonane	ノナン	
$n=10$	$C_{10}H_{22}$	decane	デカン	
⋮	⋮	(接尾語-ane)		
	C_nH_{2n+2}			

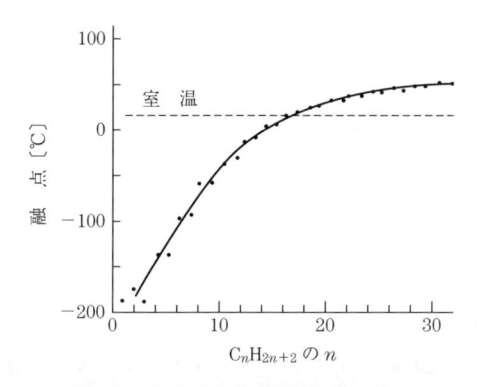

図 7.23 飽和炭化水素の炭素数と融点

(b) 不飽和炭化水素 (エチレン系炭化水素, アセチレン系炭化水素)
エチレン ($CH_2=CH_2$) やアセチレン ($CH≡CH$) に代表されるように, 二重結合, 三重結合を有する炭化水素化合物を不飽和炭化水素と称す。エチレン系炭化水素とアセチレン系炭化水素の一般式は, C_nH_{2n}, C_nH_{2n-2} である (**表 7.12, 表 7.13**)。

表7.12 エチレン系炭化水素

エチレン系炭化水素	慣用名		IUPAC名	
$n=2$ C_2H_4	ethene	エテン	ethylene	エチレン
$n=3$ C_3H_6	propene	プロペン	propylene	プロピレン
$n=4$ C_4H_8	butene	ブテン	butylene	ブチレン
⋮				
C_nH_{2n}	(接尾語-ene)			

〔例〕 プロピレンの構造

```
    H  H  H
    |  |  |
C = C – C – H
|  |
H  H
```

表7.13 アセチレン系炭化水素

アセチレン系炭化水素	慣用名		IUPAC名	
$n=2$ C_2H_2	acetylene	アセチレン	ethyne	エチン
$n=3$ C_3H_4	allylene	アリレン	propyne	プロピン
$n=4$ C_4H_6	ethylacetylene	エチリアセチレン	butyne	ブチン
⋮				
C_nH_{2n-2}	(接尾語-ylne)			

〔例〕 プロピンの構造

```
          H
          |
HC ≡ C – C – H
          |
          H
```

〔2〕 環状化合物

環状化合物は図7.24に示すように，環を形成している化合物で，シクロヘキサンのような一重結合のみのシクロパラフィン系炭化水素と芳香族炭化水素（ベンゼンなど）のような二重結合を有するものに大別できる。ただし，ベンゼンは，3個のπ結合をもっているのではない。そのπ結合は，エチレンのものとは異なっており，図7.24のように表記するのが妥当であることを理解する必要がある。その炭素同士の6個の結合は等価であり，6個のp軌道が6個の電子をもってたがいに混ざり合った状態である。そのため，ベンゼンは二重結合を有していても，ベンゼン環自身は安定であり，重合反応などに関与する反応性はベンゼン環に結合している側鎖の性質による。

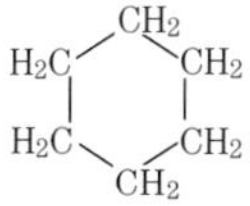

7.4 有機材料　　147

シクロヘキサン 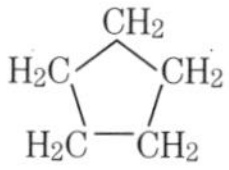　　シクロペンタン

ベンゼン　　トルエン 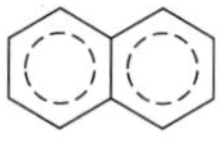　　ナフタリン

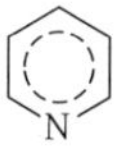

ピリジン 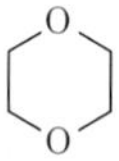　　ジオキサン 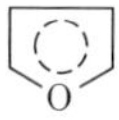　　フラン

図7.24　環状化合物

〔3〕　**有機化合物の一般的な命名法**

ここまで，いくつか鎖状炭化水素，環状炭化水素の構造と名称を示したが，そこでは慣用名とIUPAC名を紹介した。古くから知られている有機化合物は慣用名でも呼ばれているが，化合物の名前からその構造式がわかるよう**IUPAC**（international unit of pure and applied chemistry）で命名法が決められている。

例えば，下のような構造の有機化合物はどのように命名されているのであろう。一番長い炭素鎖を見つけてそれを主鎖とし，そこに側鎖がどのようについているか表すことをルールとして定めれば，複雑な構造をした化合物でも命名法により違いを表すことができる。

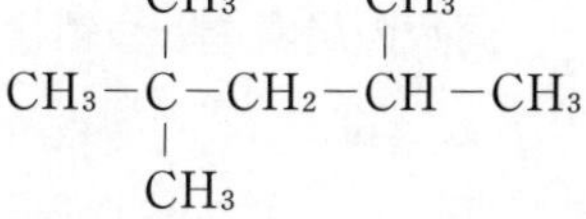

$$CH_3-\underset{\underset{CH_3}{|}}{\overset{\overset{CH_3}{|}}{C}}-CH_2-\underset{}{\overset{\overset{CH_3}{|}}{CH}}-CH_3$$

この例の場合，主鎖は炭素5個で側鎖にメチル基が3個結合している。メチル基のついている炭素を番号化すればよいことに気がつく。以下，IUPAC法による命名法を概説する。

7. 医用材料の基礎

（a） 倍数接頭語　同じ原子や原子団が複数個あるとき原子や原子団の前に倍数接頭語をつける（上の例ではメチル基が3個であるので，トリメチルとなる）。

1	mono モノ		2	di ジ
3	tri トリ		4	tetra テトラ
5	penta ペンタ		6	hexa ヘキサ
7	hepta ヘプタ		8	octa オクタ
9	nona ノナ		10	deca デカ

（b） 側鎖のある炭化水素　枝分かれのある鎖状炭化水素は，分子内で最も長い直鎖部分の炭化水素の名称の前に，直鎖の端からつけた炭素番号による側鎖の位置と数と基名を書く。直鎖炭素につける番号は，側鎖の位置番号ができるだけ小さくなるような方向につける。

例えば，下のような構造の有機化合物は，2,2,4-トリメチルペンタンと命名し，2,4,4-トリメチルペンタンとはしない。

$$\begin{array}{c} \text{CH}_3 \quad\quad \text{CH}_3 \\ | \quad\quad\quad\quad | \\ \text{CH}_3-\text{C}-\text{CH}_2-\text{CH}-\text{CH}_3 \\ | \\ \text{CH}_3 \end{array}$$

2,2,4-トリメチルペンタンの構造式

（c） 二重結合や三重結合がある場合　炭素の直鎖の一端からつけた結合番号で示す。

$CH_2=CH-CH_2-CH_3$　1-ブテン　（1-butene）

$CH_2=CH-CH=CH_2$　1,3-ブタジエン　（1,3-butadiene）

（d） シクロアルカン　同数の炭素をもつ鎖状炭化水素名の前にシクロ（cyclo）をつける。

炭素数		
4	cyclobutane	シクロブタン
5	cyclopentane	シクロペンタン
6	cyclohexane	シクロヘキサン

7.4 有機材料

（e）**ハロゲン化物** 炭化水素のHをハロゲン原子（第17族の原子）で置換したものとして命名する。Clはクロロ（chloro），Brはブロモ（bromo），Iはヨード（iodo）という接頭語をつける。

$$\text{CH}_3-\underset{\underset{\text{Cl}}{|}}{\text{CH}}-\text{CHCl}_2 \quad \begin{array}{l}1,1,2\text{-トリクロロプロパン}\\(1,1,2\text{-trichloropropane})\end{array}$$

（f）**アルコール** 炭化水素名の語尾にオール（-ol）をつける。

$$\text{CH}_3\text{OH} \quad \text{メタノール}\quad(\text{methanol})$$

$$\underset{\underset{\text{OH}}{|}}{\text{CH}_3\text{CHCH}_3} \quad \begin{array}{l}2\text{-プロパノール}\ (2\text{-propanol})\\\text{またはイソプロパノール}\ (\text{iso-propanol})\end{array}$$

（g）**アルデヒド，ケトン** アルデヒドは語尾に-al，ケトンは-oneをつける。簡単なアルデヒド，ケトンには慣用名が用いられている。

$$\text{CH}_3\text{CHO}\quad \text{エタナール}\ (\text{ethanal})\quad \text{慣用名：アセトアルデヒド}$$
$$\text{CH}_3\text{COCH}_3\quad \text{プロパノン}\ (\text{propanone})\quad \text{慣用名：アセトン}$$

（h）**カルボン酸** 鎖式カルボン酸の名称は-COOHを-CH$_3$に変えた炭化水素の名称に酸をつける。脂肪族カルボン酸は慣用名で呼ばれる場合が多い。

$$\text{CH}_3\text{COOH}\quad \text{エタン酸（慣用名：酢酸）}$$
$$\text{HOOC(CH}_2)_4\text{COOH}\quad \text{ヘキサン二酸（慣用名：アジピン酸）}$$

（i）**エステル** 塩の名称と同様，酸の名称のあとに炭化水素基の名称をつける。

$$\text{CH}_3\text{COOC}_2\text{H}_5\quad \text{酢酸エチル}$$

7.4.2 高分子の合成と高分子材料

高分子は分子量の小さな**単量体**（モノマー）が繰り返しつながった分子量の大きな**重合体**（ポリマー）である。単量体の結合方法により，縮合重合と付加重合に分けられる。

一つの分子の中に二つ以上の官能基を有する単量体をつぎつぎと結合させていく際に，水のような簡単な低分子がとれて重合が進む方式を縮合重合と呼ぶ。一方，ビニル基（$CH_2=CH-$）のような反応性の高い二重結合（π結合）を有する単量体において，適当な条件を選ぶことで分子内結合を解いて分子間結合をつぎつぎに行い，高分子を生成する方法が付加重合である。

　縮合重合や付加重合によって合成される高分子化合物はモノマーの種類や製法により繊維状（合成繊維），樹脂状（合成樹脂），ゴム状（合成ゴム）の性質を有する。合成樹脂はプラスチックとも呼ばれ，加熱すると柔らかくなり変形できる熱可塑性樹脂と，重合のときに熱を加えると網目状に硬化（すなわち架橋重合）が進み，さらに熱を加えると軟化しないで分解してしまう熱硬化性樹脂がある。これらの合成繊維，合成樹脂，合成ゴムには医用材料としてさまざまな用途がある。

　2種類以上の単量体を組み合わせるとさまざまな性質の高分子ができるが，これを共重合という。ただし，この場合モノマーは単独でも重合する性質が要求される（7.4.2項〔4〕参照）。

〔1〕 逐次反応と連鎖反応

　重合反応の方法は逐次反応と連鎖反応の二つに大別される。それぞれの反応について簡単に説明する。

（a）**逐次反応**　単量体の官能基が段階的に反応していき，高分子が生成する反応である。代表的な反応にはポリアミド（ナイロン），ポリエステル，ポリウレタンがある。

　　ポリアミドの生成反応（重縮合反応）

　　　$H_2N-R-NH_2 + HOOC-R'-COOH \rightarrow H_2-R-NHCO-R'-COOH + H_2O$
　　　　　　$\cdots\cdots \rightarrow \rightarrow \rightarrow \ +\!\!-NH-R-NHCO-R'-CO-\!\!+_n$

　　ポリエステルの生成反応（重縮合反応）

　　　$HO-R-OH + HOOC-R'-COOH \rightarrow HO-R-OCO-R'-COOH + H_2O$
　　　　　　$\cdots\cdots \rightarrow \rightarrow \rightarrow \ +\!\!-O-R-OCO-R'-CO-\!\!+_n$

　　ポリウレタンの生成反応（重付加反応）

$$\text{HO-R-OH} + \text{OCN-R'-NCO} \rightarrow \text{HO-R-OCONH-R'-NCO}$$
$$\cdots\cdots \rightarrow \rightarrow \rightarrow \;\bigl[\!\!-\text{O-R-OCONH-R'-NHCO}-\!\!\bigr]_n$$

　この反応により高分子が生成するためには，単量体が二つ以上の官能基をもつことが必要である。ポリアミドの場合を例にとると，アミノ基を二つもつジアミンとカルボキシル基を二つもつジカルボン酸が用いられる。アミノ基とカルボキシル基との反応によりアミド結合が生じ，二つの単量体が結ばれる。その化合物の両端にはアミノ基とカルボキシル基があり，アミノ基は他分子のカルボン酸と，カルボン酸はアミノ基と反応し，さらに反応を繰り返し，高分子化合物が生成する。

　(b) 連鎖反応（付加重合反応）　単量体として二重結合や三重結合をもつ不飽和化合物を用い，その結合を開いてつぎつぎと結合を生じさせることにより，高分子を生成させる方法である。代表的な反応には，ポリ塩化ビニル，ポリスチレンなどビニル化合物を単量体として用いたものや，ポリエチレン，ポリプロピレンなどがある。

　ポリ塩化ビニルの生成反応

$$\sim\underset{\mid\;\text{Cl}}{\text{CH}_2\text{-CH}}\cdot + \underset{\mid\;\text{Cl}}{\text{CH}_2\text{=CH}} \rightarrow \sim\underset{\mid\;\text{Cl}}{\text{CH}_2\text{-CH}}-\underset{\mid\;\text{Cl}}{\text{CH}_2\text{-CH}}\cdot \rightarrow \;\bigl[\!\!-\underset{\mid\;\text{Cl}}{\text{CH}_2\text{-CH}}-\!\!\bigr]_n$$

　この反応を起こさせるためには，単量体の二重結合を開かせる活性種が最初必要である。その活性種は反応開始剤と呼ばれ，熱分解や光分解などにより容易にラジカルを生成する化合物が用いられる。生成したラジカルは反応性が高く，単量体の二重結合と結合する。そうなると単量体の二重結合をつくっていた片方の電子が結合する相手を失うこととなり，ラジカルとなる。そのラジカルはまた新たな単量体に結合し，つぎつぎと付加することにより高分子化合物が生成する。連鎖的に付加反応が進むため連鎖反応と呼ばれている。単量体としては不飽和化合物のほか，環状化合物を用いることができる。

〔2〕 **縮合重合による合成繊維・合成樹脂・合成ゴム**

　単量体間で簡単な分子が除かれながらつぎつぎと結合する反応で，合成繊維としてはポリエステル系繊維，ポリアミド系繊維，合成樹脂としてはフェノー

ル樹脂, アミノ樹脂, シリコーン樹脂が代表的である.

(a) ポリエステル（商品名ダクロン） 一つの分子に 2 個のカルボキシル基 (-COOH) を有するテレフタル酸と同じく 2 個のヒドロキシル基 (-OH) を有するエチレングリコールの縮合重合では脱水により, エステル結合を有するポリエステルができる.

$$nHO-CH_2-CH_2-OH + nC_6H_4(COOH)_2$$
（エチレングリコール）　　　　　（テレフタル酸）

$$\rightarrow -[O-(CH_2)_2-O-CO-C_6H_4-CO]_n + 2nH_2O$$
（ポリエチレンテレフタレート）

ポリエステル系繊維は衣服用として汎用合成繊維の代表でもあるが, 平織りやメリヤス織りすることで人工血管用材料としても使用されている（3 章参照）.

(b) ポリアミド 両端にカルボキシル基を有するアジピン酸とアミノ基 (-NH₂) を有するヘキサメチレンジアミンを加熱反応し, 生成する水を取り除くとアミド (-CONH-) 結合でつながった鎖状の重合体を得る. ナイロン 66 として広く使用されている.

$$nH_2N-(CH_2)_6-NH_2 + nHOOC-(CH_2)_4-COOH$$
（ヘキサメチレンジアミン）　　　　（アジピン酸）

$$\rightarrow -[HN-(CH_2)_6-NH-CO-(CH_2)_4-CO]_n + 2nH_2O$$
（ポリヘキサメチレンアジパミド）

(c) フェノール樹脂 フェノール類とホルムアルデヒドを酸触媒を用いて加熱し得られた縮合生成物を粉末に砕き, 硬化剤添加し加熱圧縮成形すると網目構造を有するフェノール樹脂ができる. 医用材料としてはあまり用いられないが熱硬化性樹脂としては電気部品, 機械部品として汎用されている.

$$C_6H_5OH + HCHO \xrightarrow{酸触媒} [C_6H_4(OH)-CH_2-C_6H_3(OH)-CH_2-]_n-C_6H_4(OH)$$
（フェノール）（ホルムアルデヒド）　　（ノボラック ($n=0\sim10$)）

7.4 有機材料

（フェノール樹脂の構造図：硬化剤（熱処理）により網目構造を形成）

フェノール樹脂

（**d**）**シリコーン樹脂，シリコーンゴム**　トリクロロメチルシラン（CH$_3$SiCl$_3$）やジメチルジクロロシラン（CH$_3$）$_2$SiCl$_2$ は水と容易に反応して CH$_3$Si(OH)$_3$ や（CH$_3$）$_2$Si(OH)$_2$ などのシラノール類となる。シラノール分子間の −OH が脱水縮合し網目構造をもつシリコーン樹脂となる。医用の被覆材料として用いられる。

シリコーンゴムはシリコーン樹脂に架橋構造を導入することでゴム状弾性をもたせたものである。医療用として体外循環用ブラッドアクセス用外シャントに用いられている。

シリコーン樹脂

〔3〕　**付加重合による合成繊維・合成樹脂・合成ゴム**

二重結合を有する単量体は適当な反応条件下でつぎつぎと分子がつながって，重合体をつくる（モノマーを A とすると A−A−A−A−⋯）。

（a） ビニル化合物　　ビニル化合物の一般式は $CH_2=CHR$ で R にさまざまな基が置き換わるとそれぞれに特徴ある重合体ができる。

R に水素，メチル基が置換したポリオレフィン系樹脂はポリエチレンやポリプロピレンなどさまざまな分野で汎用な合成繊維や合成樹脂の素材である。医療用としては高分子量ポリエチレン樹脂が人工関節のソケット用の材料として，ポリプロピレンがディスポーザブル注射器の注射筒材料，輸液容器として，中空糸に成形後延伸することで多孔質にした膜型人工肺材料として使用されている。

R に塩素を置換するとポリ塩化ビニル樹脂ができるが，柔軟性をもたせるためにはフタル酸エステルのような可塑剤の添加が必要である。このようにしてつくられた軟質ポリ塩化ビニルは体外循環用の血液回路や輸液バッグ，輸血バッグに用いられる汎用医用高分子材料である。一部の可塑剤が内分泌攪乱物質であることや低温で焼却するとダイオキシンなどの環境汚染物質を産生することから，その取扱いには注意を要する。

R にシアン基を置換したアクリロニトリルを重合するとアクリル繊維が得られる。衣料用として羊毛の代替素材として用いられるが，医療用としては血液透析用膜素材として使用されている。

R にベンゼン環を置換したビニルベンゼンを重合するとポリスチレンができる。発泡スチロールとして知られているが陽イオン交換樹脂の素材としても有用である。

$$nCH_2=CHR- \rightarrow -(CH_2-CHR)_n$$

R	重合体	用途
$-H$	ポリエチレン	袋，人工関節ソケット部
$-CH_3$	ポリプロピレン	浴槽，膜型人工肺，注射筒
$-Cl$	ポリ塩化ビニル	水道管，血液バッグ，回路
$-CN$	ポリアクリロニトリル	衣服，透析膜
－ベンゼン環	ポリスチレン	発泡スチロール，吸着剤担体

　　　　－OH　　　　ポリビニルアルコール　　　血漿分離器

　（b）**メタクリル酸メチル**　メタクリル酸はアクリル酸（$CH_2=C_aHCOOH$）のα位の水素をメチル基CH_3で置換したもので，そのメチルエステルがメタクリル酸メチルである。メタクリル酸メチルを付加重合すると医療用としても幅広く使われているポリメタクリル酸メチル（PMMA）ができる。PMMAは俗に有機ガラスと呼ばれ透明なガラス様の物質である。航空機や車の窓ガラスに汎用であるが，医療用としても血液浄化器，吸着剤，眼内レンズ，コンタクトレンズとその用途は広い。

$$nCH_2=C(CH_3)COOCH_3 \rightarrow +CH_2-C(CH_3)+_n$$
　　メタクリル酸メチル　　　　　　　　　　｜
　　　　　　　　　　　　　　　　　　　COOCH₃
　　　　　　　　　　　　　　　　ポリメタクリル酸メチル（PMMA）

　（c）**フッ素系**　テトラフルオロエチレンを付加重合すると耐熱性，耐薬品性，電気絶縁性に優れた**ポリテトラフルオロエチレン**（polytetrafluoro-ethylene，**PTFE**，品名：テフロン）ができる。疎水性で食品がこびりつかないため調理器具に汎用であるが，この性質は血球細胞成分にも当てはまり細胞成分の付着の少ない性質をテフロン針，テフロンカテーテルなどの血液接触部位に用いることで生かしている。また，延伸して多孔質にしたものは**合成樹脂人工血管**（ePTFE）とし用いられている。

$$CF_2=CF_2 \rightarrow +CF_2-CF_2+_n$$
　　テトラフルオロエチレン　　ポリテトラフルオロエチレン

〔4〕**その他の合成高分子**

　重縮合反応では低分子物質が取り除かれ重合が進むが，重付加反応では副反応物の生成はなく重合が進む。例えば，1,4ブタンジオールと4,4ジフェニルメタンジイソシアネート（MDI）の重付加反応によりポリウレタンができる場合，1,4ブタンジオールの水素がMDIのイソシアネート基（$-N=C=O$）に転移し，ウレタン結合をつくり重合が進む。

　ポリエステルやポリエーテルグリコールを低分子ジオール，ジイソシアネー

トと反応するとセグメント化ポリウレタンと呼ばれるポリマーが生成する。人工心臓のポンプ部ダイアフラムに用いられているが，セグメント化ポリウレタンの構造の特性を利用したものである。すなわち，ポリエステルのつくるソフトセグメント部とウレタンのつくるハードセグメント部が相分離構造を示し，力学的な外力に対する応答がよく，かつ抗血栓性がよいとされている。

$$HO(CH_2)_4OH + OCN-\langle\bigcirc\rangle-CH_2-\langle\bigcirc\rangle-NCO$$

　　　1,4-ブタンジオール　　4,4-ジフェニルメタンジイソシアネート（MDI）

$$\longrightarrow -[O(CH_2)_4OCONH-\langle\bigcirc\rangle-CH_2-\langle\bigcirc\rangle-NHCO]_{\overline{n}}$$

〔5〕共重合

それ自体で重合し高分子ができる単量体を2種類以上用いた重合方法が**共重合**である。2種の単量体をA，Bとすると，その組合せは（a）ランダム共重合体，（b）交互共重合体，（c）ブロック共重合体，（d）グラフト共重合体などがある。

なお，ポリアミドの合成の場合にも2種類の単量体を重合させているが，2種類の単量体があって初めて高分子が得られるような重合は共重合とは呼ばない。

```
（a）  AAAAABBABBAABB
（b）  ABABABABABABAB
（c）  AAAABBBBBAAAAA
（d）  AAAAAAAAAAAAAA
       B       B
       B       B
       B       B
       B       B
```

7.4.3 天然高分子材料

生体を構成する物質を大別すると，タンパク質，糖類，脂質に分けられる。タンパク質はアミノ酸がペプチド結合によって重合した高分子である。生体高分子としての糖質は多糖であり，代表的な植物性多糖はセルロース，デンプン，動物性多糖はグリコーゲンである。脂質は長鎖脂肪酸と多価アルコール（水酸基が分子の中に複数あるアルコール類，例えばグリセリン）のエステルでありポリマーではないが，親水部と疎水部をもつため，水中，油中で独特なミセル構造をとる。

〔1〕 **タンパク質**

図 7.25 にアミノ酸の構造を示す。炭素は 4 本の結合手があるが，アミノ酸はその炭素に異なった原子または基が結合した構造をとっている。そのうち 3 本は水素（－H），アミノ基（－NH$_2$），カルボキシル基（－COOH）であり，どのアミノ酸にも共通する構造である。

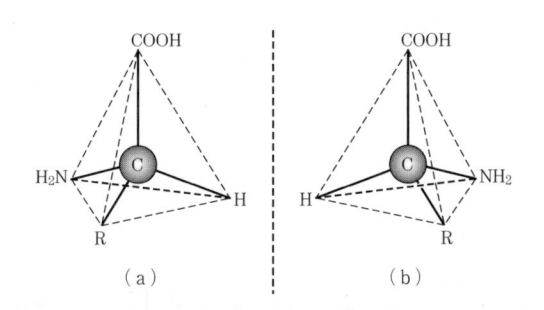

図 7.25 アミノ酸の構造

一つの分子の中に残る 1 本にさまざまな構造の側鎖が結合することでそれぞれのアミノ酸特有の性質を示す。図 7.26 に示すように，このアミノ酸側鎖は大きく三つのグループ，1）非極性側鎖アミノ酸（炭化水素鎖をもつアミノ酸，芳香族アミノ酸），2）極性無電荷側鎖アミノ酸（親水性・中性アミノ酸），3）極性電荷側鎖アミノ酸（酸性アミノ酸，塩基性アミノ酸），に分けられる。生体材料を学ぶうえで，この違いを把握することは重要である。1）の非極性側鎖アミノ酸は疎水性タンパク質，タンパク疎水部の構成アミノ酸であ

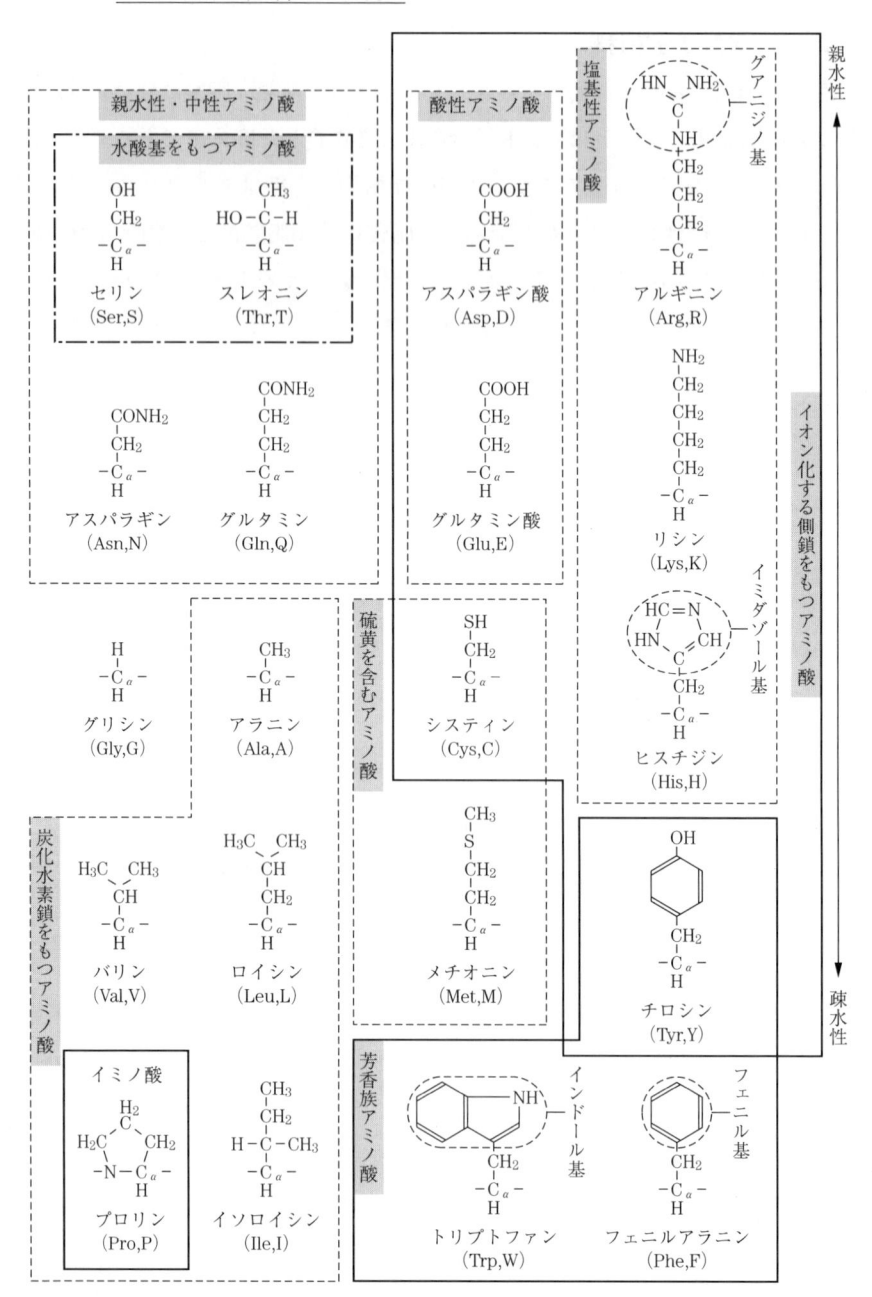

図7.26 アミノ酸の分類[3]

る。コラーゲンやエラスチンはグリシンやプロリン，ヒドロキシプロリン，アラニンが多い。

コラーゲンやエラスチン以外に生体材料として有用なタンパクには細胞外マトリックスを構成する接着タンパクが挙げられる。特にフィブロネクチンは細胞と接着するトリペプチド（RGD，4.2節参照）を有することから，培養フラスコなど，細胞を接着させたい部位に被覆して用いることができる。したがって，材料に細胞がつきにくくするためには，材料表面へのフィブロネクチンの吸着を少なくすることが必要である（図 7.27）。

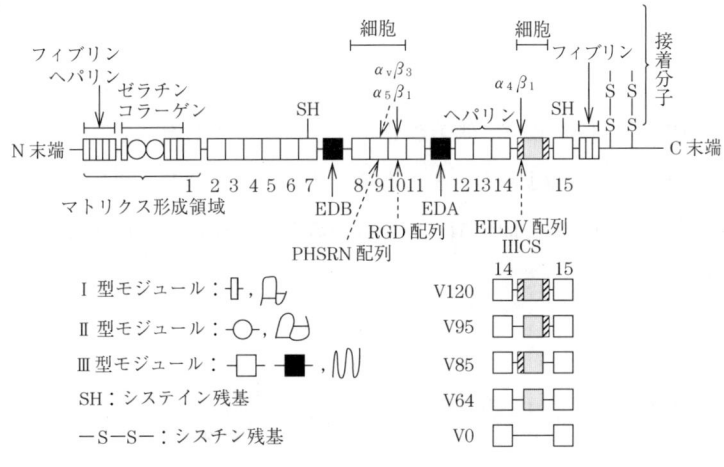

図 7.27 フィブロネクチンのモジュールと接着領域構造[4]

〔2〕 多　　糖

多糖は単糖の縮合重合（グリコシド結合）した高分子である。図 7.28 に代表的な単糖である D-グルコース（$C_6H_{12}O_6$）を示す。グルコースは環状構造をとっているが，水相においては一部（0.5％以下）開環構造をとり末端にアルデヒド基を示し，還元作用を有することから還元糖とも呼ばれる。開環構造は水酸基の立体位置により α-D-グルコースと β-D-グルコースに構造変換している。

グルコース間の脱水縮合による結合をグリコシド結合と呼び，α-D-グルコ

7. 医用材料の基礎

図7.28 D-グルコースの構造

ースが1位の炭素と4位の炭素で脱水縮合するとデンプンの主鎖であるアミロースが生成し，1位と6位で側鎖ができるとアミロペクチンを生成する。デンプンの原料は植物の種子，茎，根である。デンプンを酵素処理して得られるさまざまな分子量の糖類は血漿増量剤や腹膜透析液の浸透圧剤に使用されている（図7.29）。

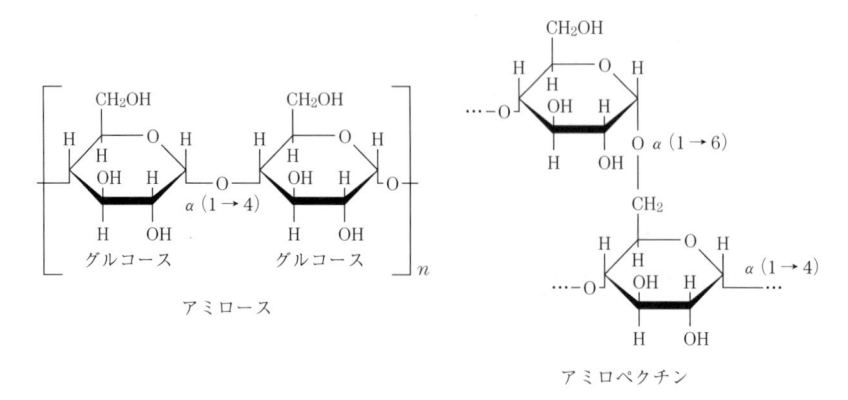

図7.29 デンプン

β-D-グルコースが1位と4位で結合するβ (1→4) 結合からセルロースができる（図7.30）。植物の細胞膜成分であるセルロースは溶媒に難溶であるが，銅-アンモニウム触媒 $[Cu(NH_4)_4]^{2+}$（シュバイツァー触媒）により可溶

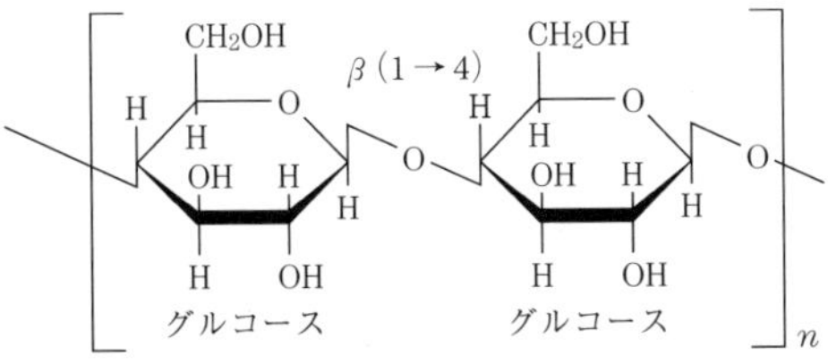

セルロース

図 7.30　セルロース

化でき，繊維状に成形後，凝固させることで再生繊維を作成することができる。これは**再生セルロース**と呼ばれ，銅-アンモニウム法によって再生されたものをキュプロファンと称し，血液透析膜に用いられている。

β-D-グルコースの 2 位の炭素に結合している水酸基がアミノ基に置き換わった β-D-グルコサミンが β（1 → 4）結合してできた N-アセチルグルコサミンのホモポリマーが**キチン**である（**図 7.31**）。キチンは無脊椎動物，甲殻類，昆虫などの外骨格の構成成分である。湿式紡糸法により短繊維をつくりシート状に不織布としたものが創傷被覆材である。**キトサン**はキチンを脱アセチル化した誘導体で，キチン同様，創傷被覆材に使用されている。

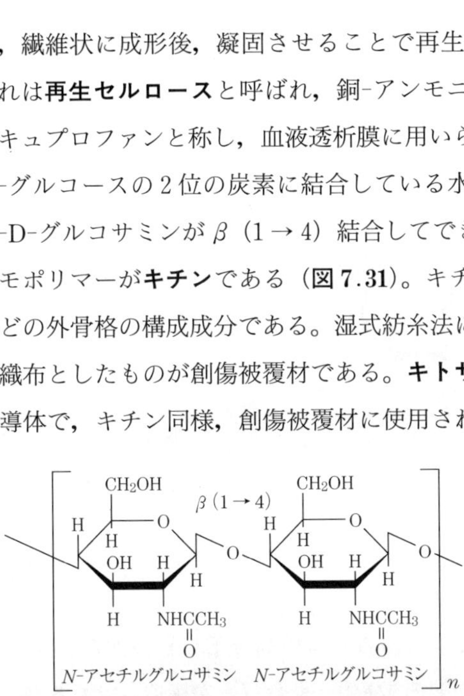

キチン

図 7.31　キ　チ　ン

N-アセチルグルコサミンと D-グルクロン酸が β（1 → 3）結合した二糖単位が β（1 → 4）結合したものがヒアルロン酸である。ヒアルロン酸はグリコスアミノグリカンと呼ばれる分枝のない多糖で，結合組織中にゲル状で存在している。含水率が高く保湿に優れているため創傷被覆材や人工皮膚用スカフォルドに用いられている（**図 7.32**）。

体外循環時に使用する抗凝固剤である**ヘパリン**は L-イズロン酸 2-硫酸と

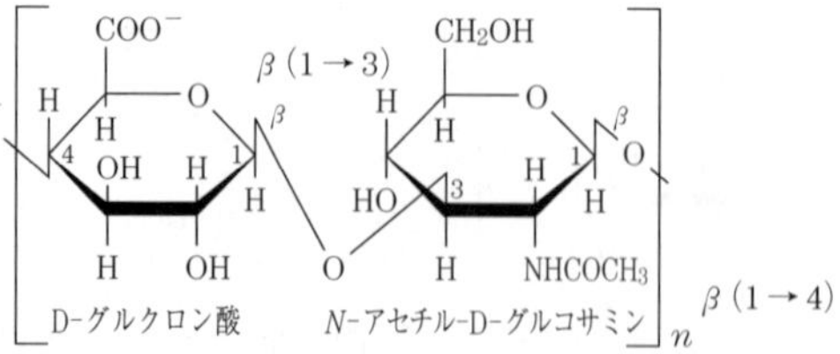

ヒアルロン酸

図 7.32　ヒアルロン酸

N-スルホ-D-グルコサミン 6-硫酸が α（1 → 4）結合した 2 糖単位が α（1 → 4）結合したグリコサミノグリカンである（**図 7.33**）。材料表面にイオン結合や共有結合によりヘパリンを結合することで材料表面のヘパリン化も行われている。

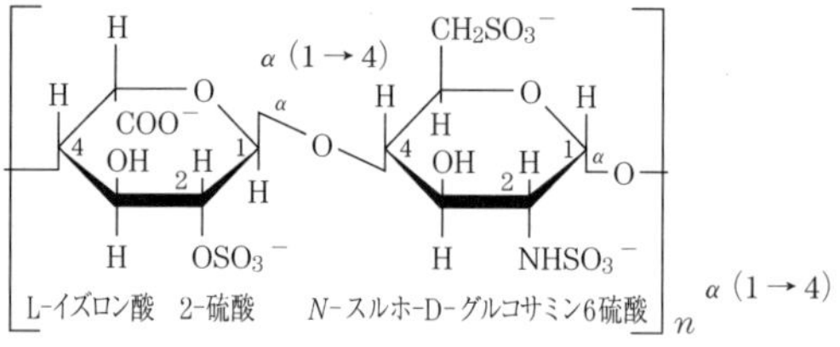

ヘパリン

図 7.33　ヘ パ リ ン

7.4.4　高分子材料の性質

〔1〕　有機高分子材料の構造

天然高分子，合成高分子にかかわらず有機高分子材料の性質を決定するのは，高分子鎖を構成している分子の種類と結合（一次構造）であるが，3 次元的な立体的構造も重要である。一般に分子の集合状態は**図 7.34** に示すように分子間にまったく影響のない非晶系と分子が一定の規則性で配列した結晶系，それとその中間体がある。

〔2〕　高分子の融点とガラス転移点

一般に固体状の低分子物質を一定にゆっくり加熱していくと，その物質固有の温度係数で固体温度が上昇し，ある温度を超えると融解を始め，加熱が続けられてもすべての固体が融解するまで温度は一定温度を保ち，液化した後，再

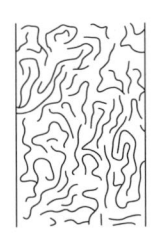

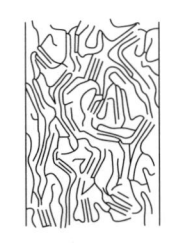

(a) 非晶系　　(b) 配列していない結晶　　(c) 配列した結晶系（太い平行部分が結晶部を示す）

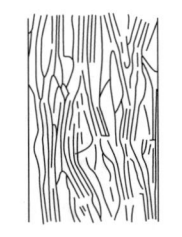

図 7.34　高分子の集合状態

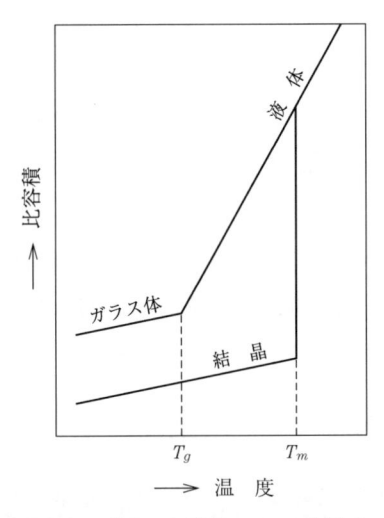

図 7.35　高分子の融点とガラス転移点

び温度が上昇する．この温度のことを**融点** T_m と呼び，物質固有の値をとる（図 7.35（結晶））．

　一方，高分子を加熱すると低分子結晶性物質と同じように溶融し，粘度の高い液体となる．この際，測定される融点は低分子結晶性物質のように狭い温度幅でなく，数度の幅を持つものが多い．これは高分子の構造が非晶部分と結晶部分によりなり立つことに起因する．

　図 7.35（ガラス体）に示すように，融解した高分子を急速に冷却すると結晶核の生成温度領域を過ぎても急激な結晶化が起こらず，非結晶質の固体状態

となる．さらに，冷却を加えると，比容積が急になだらかになる．この温度を**ガラス転移点**と称し，この点を境に物性値が変化する．ガラス転移点以上では弾性を有するがこの温度以下では硬くてもろくなる．

〔3〕 熱可塑性

高分子は分子が繰り返し結合したものであり，分子-分子間の結合力は一般に各構成分子（モノマー分子）内の原子-原子間結合より弱い．したがって，外力が加わると分子-分子間結合のところが変化しやすくなる．温度を加えると分子運動は活発になり（分子間結合は弱くなる），そこに外力が加わると容易に変形する．その際，温度を下げても変形を維持する性質を熱可塑性と呼び，その性質を有する高分子を熱可塑性樹脂という．二官能性モノマー由来の樹脂に多い（ポリスチレン，ポリエチレン，ポリプロピレン，ポリ塩化ビニル，ABS樹脂，ポリアミド，ポリメタクリル酸メチルなど）．

〔4〕 熱硬化性

加熱することにより分子間で架橋反応を起こし，結合がより強固になる性質で可塑性は見られない．三官能性もしくは，それ以上の官能基をもったモノマー由来の樹脂に多い（エポキシ樹脂，尿素・メラミン樹脂，不飽和ポリエステル樹脂など）．

〔5〕 機械的性質

高分子に対する機械的性質も6.2節で述べた試験法によって行われる．図7.36は非晶性ポリマー，結晶性ポリマー，ゴム状弾性を示すエラストマーの応力-ひずみ曲線である．多くの高分子は非晶性と結晶性の中間的構造であり，図（b）に類似なものが多い．OY間はフックの法則のなり立つ完全弾性変形領域であり，結合角の変化や化学結合の伸びに相当する．降伏点Yを越すと少しの外力によってひずみが増大し，内部流動が起こりやすくなり，新しい分子配列ができる．したがって，不可逆的変化が生じ，外力を取り除いても0点には戻らない．線状ポリマーでは結晶化し，外力の増加に比し，ひずみの小さい状態を経てXで切断する．

(a) ガラス状態の非晶性ポリマー

(b) 結晶性ポリマーや延性を示すポリマー

(c) ゴム状弾性を示すエラストマー

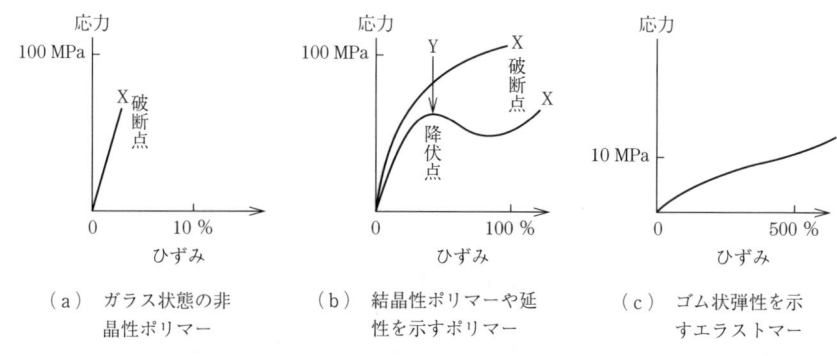

図7.36　高分子材料の応力-ひずみ曲線

〔6〕 水に対する親和性（含水率のパラメータと接触角）

表7.12に各種ポリマーの水に対する溶解度パラメータ（**SP値**（solubility parameter））を示す．水のSP値は23.4であり，数値が大きいほど含水しゲル状構造をとりやすい性質をもつ．血液浄化用に用いられる膜素材であるセルロースジアセテートやポリアクリロニトリルはポリテトラフルオロエチレンに比べ大きい．

表7.12　各種ポリマーの水に対する溶解度パラメータ

ポリテトラフルオロエチレン	6.2
シリコーンゴム	7.3
ポリプロピレン	7.9
ポリエチレン	7.9
ポリメチルメタクリレート	9.2
ポリ塩化ビニル	9.5
ポリウレタン	10.0
セルロースジアセテート	10.9
ポリメチレンオキシド	11.0
ナイロン	13.0
ポリアクリロニトリル	15.4
水	23.4

水に対する濡れやすさを表すパラメータとして接触角がある．水滴は空気中（気相中）ではできるだけ表面積を小さくするように真球になろうとするが，接触した材料面では濡れやすいものほど接触面積を増加させ，図7.37に示す接触角を減少させる．ポリテトラフルオロエチレンは104°と大きい．

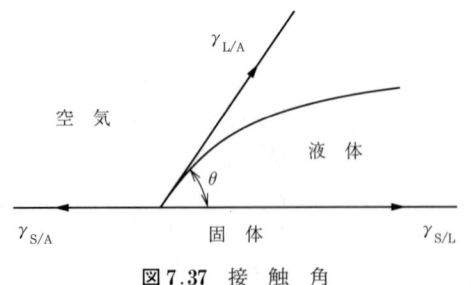

図 7.37 接触角

7.5 まとめ

材料の構造

① 一次的結合

　　イオン結合 …… 正と負の電荷がたがいに引き合ってできる結合
　　　　　　〔例〕 塩化ナトリウム

　　共有結合 …… 電子をたがいに共有し合う結合
　　　　　　〔例〕 H_2, HF, ダイヤモンド

　　金属結合 …… 正イオンと自由電子からなる構造をとる結合
　　　　　　〔例〕 銅, 鉄

② 二次的結合

　　ファンデルワールス結合 …… 電子分布の瞬間的な偏り（偏極）による弱い静電引力

　　水素結合 …… 水素の原子核が酸素などの非共有電子対に引かれる弱い結合

金属材料

① 分類

　　純金属 …… 単一金属原子からなる
　　　　　　〔例〕 金, 銀, プラチナ

　　合金 …… 2種または, それ以上の金属種からなる
　　　　　　〔例〕 ハンダ, ステンレス, バイタリウム

② 構造と結合

　　金 属 結 合 …… 自由電子（最外殻電子）が正イオン（原子核と最外殻電子を除いた電子で構成されている）の間を動く結晶性配列と無秩序な配列の結晶粒界から構成されている構造

③ 性　　　質

　　機　械　的 …… 延性・展性がよく，加工しやすい
　　化　学　的 …… 腐食を受ける（一般に腐食はイオン化傾向と関連）
　　物　理　的 …… 電気伝導性，熱伝導性がよい
　　生　物　的 …… 細胞毒性の発現は，イオン化によるものと考えられており，元素周期律表の列，属に関係している

無機材料（非金属無機材料）

① 分　　　類

　　結　晶　性 …… セラミックス
　　　　　　　　〔例〕 アルミナ，ヒドロキシアパタイト，燐酸三カルシウム
　　非 結 晶 性 …… ガラス
　　　　　　　　〔例〕 バイオガラス

② 構造と結合

結合様式はイオン結合性のものと共有結合性のものに分類でき構造を決定する。

　　イオン結合性 …… 塩化ナトリウム
　　共有結合性 …… 閃亜鉛鉱，ウルツ鉱

③ 性　　　質

　　機　械　的 …… 延性・展性が低く加工しにくい。硬く，もろい
　　化　学　的 …… 安定である（腐食を受けない → 解けにくい）。難・不燃性

物理的 …… 電気伝導性が悪い（絶縁体）。熱伝導性が悪い（断熱体）
生物的 …… 生体活性（bio-active）
　　　　　　〔例〕　燐酸カルシウム系
　　　　　　生体不活性（bio-innert）
　　　　　　〔例〕　アルミナ

有機材料（高分子）

① 用途から見た分類

　　合成樹脂 …… 人工的に合成された樹脂様高分子

　　　熱硬化性樹脂：熱を加えると硬化する樹脂
　　　　　　　　〔例〕　エポキシ樹脂，フェノール樹脂，シリコーン樹脂

　　　熱可塑性樹脂：熱を加えると変形する樹脂
　　　　　　　　〔例〕　ポリウレタン，ポリエチレン，ポリプロピレン，ポリメタクリル酸メチル，ポリカーボネート，ポリビニルアルコール

　　合成ゴム …… 人工的に合成されたゴム様高分子
　　　　　　　ゴム弾性を有するもの → 非結晶質領域に富むもの
　　　　　　　（繊維と反対の性質）　　架橋構造
　　　　　　　〔例〕　シリコーンゴム，ポリウレタンゴム

　　合成繊維 …… 人工的に合成された繊維様高分子で，細い繊維に紡糸できるもの（引っ張ると糸にできる）
　　　　　　　線状（鎖状）高分子で分子間結合力の強いものが多い
　　　　　　　結晶質部分が並ぶ構造
　　　　　　　〔例〕　テトロン(羊毛)，ナイロン(絹)，ビニロン(木綿)

② 製造法から見た分類

　　単一重合体（ホモポリマー）…… 1種類のモノマーからの重合
　　　　　　　　　　　　　〔例〕　ポリエチレン，ポリプロピレン

　　共重合体（コポリマー）…… 2種類以上のモノマーからの重合

〔例〕 エチレン-ビニルアルコール共重合体

(a) ランダム共重合体　　AAAAABBABBAABB
(b) 交互共重合体　　　　ABABABABABABAB
(c) ブロック共重合体　　AAAABBBBBAAAAA
(d) グラフト共重合体　　AAAAAAAAAAAAA
　　　　　　　　　　　　B　　　B
　　　　　　　　　　　　B　　　B
　　　　　　　　　　　　B　　　B
　　　　　　　　　　　　B　　　B

③ 構造と結合

　一次結合 → 多くは共有結合

　σ　結　合 …… 炭素-炭素間の安定した結合で，一対の電子を共有

　π　結　合 …… 炭素-炭素間の不安定な結合で，不対電子をもち反応性
　　　　　　　　　に富む → 重合箇所となる（官能性）

　二次結合 → 分子集合状態を決定する

④ 性　　質

　分子内の元素種・一次結合，分子間の二次結合，重合度でさまざまな性質を示す。

　　機　械　的 …… 延性・展性・靭性に優れる
　　　　　　　　　　硬質から軟質まで範囲が広い
　　化　学　的 …… きわめて安定である。難・不燃性
　　物　理　的 …… 電気伝導性が悪い。熱伝導性が悪い

引用・参考文献

1) 科学技術庁，金属材料技術研究所：生体間金属材料に関する調査報告書 (1988)
2) Nakayama Y. et al：Biomaterials 10, p.420 (1989)
3) 石倉久之 ほか：図説 生化学，丸善 (2000)
4) Petersen, T. E. et al.：primary structure of fibrinectin. In：Mosher, D. F. (ed.), Fibronectin, pp.1〜24, Academic Press, San Diego (1989)

付　　　録

（1）ポリエチレン

　　構 造 式　　$+\text{CH}_2\text{-CH}_2+_n$

　　原　　料　　エチレン

　　性　　質　　平均分子量，結晶化度によって機械的特性，ガス透過性が異なる。結晶化度が高くなると，硬さ，剛性が増すがガス透過性が低くなる

　　　　　　　　融点（高圧法）105〜115℃，融点（低圧法）138℃，ガラス転移点−21〜−24℃

　　用　　途　　低密度ポリエチレン：人工肺，血漿分離器

　　　　　　　　高密度ポリエチレン：人工弁，人工関節（ソケット部）

　　滅 菌 法　　EOG，γ線

（2）ポリプロピレン

　　構 造 式　　$+\text{CH}_2\text{-CH}+_n$
　　　　　　　　　　　　|
　　　　　　　　　　　CH$_3$

　　原　　料　　プロピレン

　　性　　質　　融点160〜170℃，ガラス転移点−35℃，耐酸性，耐塩基性，表面硬度，弾性率が高い。結晶化度が高くなると，硬さ，剛性が増すが耐衝撃性は低下する

　　用　　途　　注射筒，輸血・輸液セットの部品，人工肺，血漿分離膜

　　滅　　菌　　高圧蒸気滅菌，EOG

（3）ポリスチレン

　　構 造 式　　$+\text{CH-CH}_2+_n$
　　　　　　　　　　|
　　　　　　　　　C$_6$H$_5$

　　原　　料　　スチレン

　　性　　質　　ガラス転移点80〜100℃，融点（アイソタクティック）230℃，耐酸性，耐塩基性，耐アルコール系溶剤，溶芳香族溶媒。複雑

形状に対しても成形性がよい．もろい（耐衝撃性が低い）

- 用　　途　　培養皿など，検査器具
- 滅　　菌　　EOG，γ線

(4) ポリ塩化ビニル

- 構　造　式　　$-\!\!\!-\!\!\text{CH}_2\text{-CH}-\!\!\!-_n$
  　　　　　　　　　　｜
  　　　　　　　　　　Cl
- 原　　料　　塩化ビニル
- 製　　法　　乳化重合，懸濁(けんだく)重合
- 性　　質　　可塑剤の量により硬質，半硬質，軟質ビニルに分類され，軟質ビニルは若干，酸に溶ける．耐アルコール性を示すが，ケトン，エステル類に溶解する

    軟化温度 65～85℃，120～150℃で可塑化し，170℃以上で溶融する．加工性，耐熱性，耐衝撃性に難，安価
- 用　　途　　体外循環用回路，輸液バッグ，輸血セット
- 共重合体　　塩化ビニル＋アクリロニトリル→ビニヨンN
- 消毒法　　EOG，γ線

(5) ポリテトラフルオロエチレン（製品名テフロン）

- 構　造　式　　$-\!\!\!-\!\!\text{CF}_2\text{-CF}_2-\!\!\!-_n$
- 原　　料　　テトラフルオロエチレン
- 製　造　法　　吹き込み重合法
- 性　　質　　熱可塑性であるが，融点が高い（～330℃）

    耐熱・耐寒（-100～250℃），耐薬品性に優れている．圧縮成形後 360～380℃で焼成，摩擦係数が小さい．疎水性で，タンパク吸着が少ない．組織反応性小
- 用　　途　　生体内埋入材料（人工血管，人工弁縫合用弁輪部），外シャントのチップ
- 消毒法　　高圧蒸気滅菌，EOG

(6) ポリメタクリル酸メチル

構 造 式
$$-\!\!\left[CH_2-\underset{\underset{O-CH_3}{\overset{\overset{CH_3}{|}}{C}=O}}{\overset{|}{C}}\right]_n\!\!-$$

原　　料　メタクリル酸メチル

製 造 法　塊状重合，溶液重合，懸濁重合

性　　質　加工性がよい。耐アルカリ性であるが，有機溶媒に対する耐薬品性に難。高温で解重合，透明度が高く，生体内での安定性が高い。硬さ，摩耗性に若干難

用　　途　歯科材料（義歯床，人工歯，充塡剤），コンタクトレンズ，眼内レンズ，骨セメントの材料，血液濾過膜，血漿分離膜

消 毒 法　EOG，γ線

(7) ポリビニルアルコール

構 造 式
$$-\!\!\left[CH_2-\underset{OH}{\overset{|}{CH}}\right]_n\!\!-$$

原　　料　酢酸ビニル

製　　法　ポリ酢酸ビニルの鹸化

性　　質　親水性ポリマー

用　　途　血漿交換器，透析膜

消 毒 法　EOG，γ線

(8) ヒドロキシエチルメタクリレート（poly HEMA）

構 造 式
$$-\!\!\left[\underset{\underset{O-CH_2-CH_2-OH}{\overset{\overset{CH_3}{|}}{C}=O}}{\overset{|}{C}}-CH_2\right]_n\!\!-$$

原　　料　メタクリル酸＋酸化エチレン

製　　法　付加重合

性　　質　親水性ポリマー

用　　途　ソフトコンタクトレンズ，コーティング剤（活性炭などの）

付　　　　　　　録　　173

　　　消毒法　　高圧蒸気滅菌
(9)　ポリアクリロニトリル
　　　構造式　　$-\!\!+\!\!CH_2-CH-\!\!+_n$
　　　　　　　　　　　　　　$|$
　　　　　　　　　　　　　　CN
　　　原　料　　アクリロニトリル
　　　製　法　　付加重合
　　　性　質　　熱硬化性
　　　用　途　　透析器，血液濾過膜
　　　消毒法　　EOG，γ線
(10)　ポリスルホン
　　　構造式

　　　　　　　　$\left[\begin{array}{c}CH_3\\|\\-C-\\|\\CH_3\end{array}\right.$ ⌬ $\left.\begin{array}{c}\\-\end{array}\right.$⌬$-O-$⌬$\begin{array}{c}O\\\|\\-S-\\\|\\O\end{array}$⌬$\left.-O-\right]_n$

　　　原　料　　ジクロルジフェニルスルホン＋ビスフェノールA
　　　性　質　　非晶質，耐熱性，機械特性がよい
　　　用　途　　透析膜，血液透析濾過膜，血漿分離膜
　　　消毒法　　高圧蒸気滅菌，EOG，γ線
(11)　ポリアミド
　　　構造式　　分子内にアミド結合 $-\!\!+\!\!CONH-\!\!+$ をもつ線状高分子の総称
　　　原　料　　ε-カプロラクタム→ナイロン6，メチレンジアミン＋アジピン酸
　　　　　　　　→ナイロン66
　　　性　質　　ナイロンは強靱性，耐摩耗性，耐薬品性，耐熱性がよい
　　　用　途　　手術用縫合糸，血液濾過膜
　　　消毒法　　EOG，γ線
(12)　エチレン-ビニルアルコール共重合体
　　　構造式　　$-\!\!+\!\!CH_2-CH_2-\!\!+_n-\!\!+\!\!CH_2-CH-\!\!+_m$
　　　　　　　　　　　　　　　　　　　　　　　　　$|$
　　　　　　　　　　　　　　　　　　　　　　　　　OH
　　　原　料　　エチレン酢酸ビニル共重合体
　　　製　法　　鹸化
　　　性　質　　親水性，ガスバリヤー性

174　付　　　　　録

　　用　途　　透析膜
　　消毒法　　EOG，血漿濾過膜，γ線

(13) ポリエチレンテレフタレート（商品名ダクロン（デュポン），テトロン（東レ，帝人））

　　構造式

$$-\!\!\left[\mathrm{O\text{-}CH_2\text{-}CH_2\text{-}O\text{-}\overset{\overset{O}{\|}}{C}\text{-}\!\!\bigcirc\!\!\text{-}\overset{\overset{O}{\|}}{C}}\right]_n\!\!-$$

　　原　料　　テレフタル酸＋エチレングリコール
　　製　法　　重縮合反応→溶融紡糸→熱延伸
　　性　質　　結晶性，配向性が高い，疎水性
　　用　途　　人工血管，人工弁縫着部
　　消毒法　　EOG，γ線

(14) 硝酸セルロース（ニトロセルロース），酢酸セルロース，セロハン

　　分子式

硝酸セルロース　　　酢酸セルロース

セロハン

　　原　料　　セルロース
　　製　法　　硝酸セルロース：セルロースを硝酸で処理する
　　　　　　　酢酸セルロース：セルロースを酢酸で処理する
　　　　　　　セロハン：セルロースの銅アンモニア溶液から湿式キャスト
　　性　質　　加工性がよい。弾性がある。強酸，強アルカリ性で分解。熱可

　　　　　　　　　塑性
　　用　　途　　透析膜，血漿分離膜，血液濾過膜
　　滅菌法　　高圧蒸気滅菌，EOG，γ線
(15)　シリコーンゴム

　　構造式
$$\begin{array}{c} CH_3 \\ | \\ +Si-O+_n \\ | \\ CH_3 \end{array}$$

　　原　　料　　オルガノポリシロキサン
　　性　　質　　生体適合性，耐薬品性
　　用　　途　　外シャント
　　滅菌法　　EOG，γ線

(16)　ポリウレタン

　　構造式　　OCN〜〜〜NCO+HO〜〜〜OH → $-\underset{\underset{O}{\|}}{C}-N$〜〜$N-\underset{\underset{O}{\|}}{C}-O$〜〜O〜〜

　　原　　料　　ポリイソシアネート＋ポリオール
　　製　　法　　重付加反応
　　性　　質　　成形加工性がよい。生体適合性
　　用　　途　　人工心臓用素材
　　共重合体　　ポリウレタン＋ポリジメチルシロキサン→アブコサン（ブロック共重合体）
　　滅菌法　　EOG，γ線

索 引

【あ】

亜急性および亜慢性全身
　毒性試験　　　　　　108
アフェレシス療法　49, 79
アミノ酸　　　　　　　158
α-アルミナ　　　　　　136
アルミナ　　　　　　　12
アレルギー　　　　　　80
アンジオテンシン変換酵素
　　　　　　　　　　　76
アンジオテンシン変換酵素
　阻害薬　　　　　　　48
アンチトロビンⅢ　　　68

【い】

イオン化傾向　　　　　127
イオン結合　　　　　　119
遺伝毒性試験　　　　　109
インプラント　　　　　105

【え】

エチレン-ビニルアルコー
　ル共重合体　　　　　50
エポキシ樹脂　　　　　95
炎　症　　　　　　　　82

【お】

応　力　　　　　　　　100
オートクレーブ滅菌法　95

【か】

外因系反応　　　　　　69
外シャント　　　　　　59
界面エネルギー　　　　64
カスケード反応　　　　78
可塑剤　　　　　　　　58

カテーテル　　　　17, 56
価電子　　　　　　118, 120
カニューレ　　　　　　56
カプセル化　　　　　29, 84
ガラス転移点　　　　　164
癌化反応　　　　　　　87
感作性試験　　　　　　106
がん原性試験　　　　　109
完全人工心臓　　　　　42
眼内レンズ　　　　　　27
乾熱滅菌　　　　　　　95

【き】

機械弁　　　　　　　　40
希ガス　　　　　　　　117
キチン　　　　　24, 29, 161
キトサン　　　　　24, 161
キニン系　　　　　　　71
偽内膜組織　　　　　37, 89
吸収性縫合糸　　　　　18
急性全身毒性試験　　　108
吸着タンパク質
　　　　　　　65, 66, 67, 68
キュプロファン　　　　48
共重合　　　　　　　　156
共有結合　　　　　　　120
極性分子　　　　　　　124
金属結合　　　　　　　122

【け】

傾斜ディスク弁　　　　40
経皮経管冠動脈形成術　39
血液回路　　　　　　　17
血液凝固因子　　　　68, 70
血液浄化用吸着材　　　20
血液適合性試験　　　　108
血液透析法　　　　　　47

結合組織　　　　　　　28
血小板　　　　　　68, 72, 73
血栓形成反応　　　　　68

【こ】

抗凝固剤　　　　　　　76
抗血栓性　　　　　　　36
合成高分子　　　　　　13
硬組織埋植材料　　　　86
高分子キニノーゲン　　71
骨接合用材料　　　　　12
骨セメント　　　　　19, 35
コバルト-クロム合金
　　　　　　　　　　34, 132
コポリマー　　　　　　13
コラーゲン　　22, 29, 32, 69
コンタクトレンズ　　19, 86

【さ】

最外殻電子　　　　　　118
再生セルロース　　47, 161
細胞毒性試験　　　　　106
殺　菌　　　　　　　　92
三重結合　　　　　　　120

【し】

歯科用レジン　　　　　19
σ結合　　　　　　　　142
刺激性試験　　　　　　106
止血材　　　　　　　　23
質量数　　　　　　　　112
周期表　　　　　　　　113
重合体　　　　　　　　149
受容体（GPⅡbⅢa）　　71
消　毒　　　　　　　　92
シリコーン　　　15, 28, 57
シリコーンゴム

索引

	32,40,153	セルロース	78	【ね】	
シリコーン膜	30,54	セルロースジアセテート		熱可塑性	164
ジルコニア	137		50,165	熱硬化性	164
人工陰茎	32	繊維芽細胞	82	熱分解性カーボン	12
人工関節	10,13	【そ】		熱分解炭素	41
人工肝臓	49	双極子	123	【は】	
人工血管	21,86	創傷被覆材	24,29	バイオガラス	13,33,138
人工股関節	19	疎水性材料	67	バイオセラミックス	11
人工硝子体	15	【た】		π結合	142
人工心臓	86	多糖	159	配向吸着	67
人工心臓弁	12	弾性	101	バイタリウム	34
人工靱帯	31	炭素繊維	31	ハイドロゲル	20
人工水晶体	19	単量体	150	パイロライトカーボン	138
人工透析	79	【ち】		発熱性物質試験	108
人工乳房	28,84	チタン合金		【ひ】	
人工肺	15,19		34,36,45,89,132	ひずみ	100
人工皮膚	29	超高分子量ポリエチレン	34	ヒドロキシアパタイト	
人工弁	40,86	【て】			12,33,36,58,138
親水性材料	67,79	テフロン	31	皮内反応試験	106
【す】		電気陰性度	123	ビニル化合物	154
水素結合	125	天然高分子	13	被包化	84
スキンボタン	58	【と】		表面張力	65
ステント	39	同位体	113	【ふ】	
ステントグラフト	40	ドレーン	56	フィブリノーゲン	72
ステンレス鋼	130	トロンビン	75	フィブリン	72
【せ】		【な】		フィブロネクチン	69
生殖発生毒性試験	109	内因系反応	69	フェノール樹脂	152
生体活性材料	11	内シャント	59	副資材	15
生体吸収性材料	24	内皮細胞	68	フサン	77
生体組織材料	21	ナイロン	16,152	フタル酸ジ-(2-)エチル	
生体適合性	89	軟質ポリ塩化ビニル	57	ヘキシル	17,57
生体内試験	103	軟組織埋植材	23	不動態被膜	9
生体不活性材料	11	【に】		不飽和炭化水素	145
生体弁	42	肉芽組織	84	ブラジキニン	48,72,82
生体由来材料	21	二重結合	120	ブラッドアクセス	58
生物学的試験	103	二葉弁	40	プレカリクレン	71
生分解性試験	109			プロスタサイクリン	68
セグメント化ポリウレタン					
	16,45,89,156				
石灰化	42,86				
ゼラチン	24				

【へ】

ヘパリン　　　　　　　76,161

【ほ】

縫合糸　　　　　　　16,19,21
ポリウレタン　　　　　　16,57
飽和炭化水素　　　　　　144
補助心臓　　　　　　　　42
補　体　　　　　　　　　78
ポリアクリロニトリル　　165
ポリアミド　　　　　　16,152
ポリエステル　　　　　31,152
ポリエチレン　　　　　　18,95
ポリエチレンテレフタ
　　レート　　　　　18,37,41
ポリ塩化ビニル　　　　　17,57
ポリオレフィン　　　　　　54
ポリグリコール酸　　　　　18
ポリジメチルシロキサン　　15
ポリスチレン　　　　　　　95
ポリスルホン　　　　　48,173

ポリテトラフルオロエチ
　　レン　　　　　　21,31,37,
　　　　　　41,54,97,155,165
ポリビニルアルコール　　　78
ポリプロピレン　　　　19,31,54
ポリマー　　　　　　　　13
ポリメタクリル酸-2-ヒド
　　ロキシエチル　　　　　20
ポリメタクリル酸メチル　　19
ポリメチルメタアクリ
　　レート　　　　　　28,35

【ま】

慢性全身毒性試験　　　　108
埋植試験　　　　　　　　108

【む】

無極性分子　　　　　　124

【め】

メシル酸ナファモスタット
　　　　　　　　　　　　77

メタクリル酸メチル　　　155
滅　菌　　　　　　　　　92

【も】

モノマー　　　　　　　　13

【や】

薬物除放用担体　　　　　23
ヤング率　　　　　　　　101

【ゆ】

有機化合物　　　　　　　141
融　点　　　　　　　　　163
輸液バッグ　　　　　　　17

【よ】

陽子数　　　　　　　　112
溶出物試験　　　　　　103

【り】

硫酸デキストラン　　　　76
リン酸三カルシウム　　　138

【A】

ACE　　　　　　　　　　76
A-W 結晶化ガラス　　　13,33

【D】

DDS 材料　　　　　　　　23
DEHP　　　　　　　　　17

【F】

FB　　　　　　　　　　82

【L】

LDL アフェレシス　　　　76

【P】

PGA　　　　　　　　　　18

【R】

RGD 配列　　　　　　71,74

【S】

SUS 316 L　　　　　　　9

―― 著者略歴 ――

堀内 孝（ほりうち たかし）
- 1976 年　東京理科大学工学部工業化学科卒業
- 1978 年　東京理科大学大学院工学研究科修士課程修了（工業化学専攻）
- 1978 年　東京大学医科学研究所臓器移植生理学研究部研究生
- 1981 年　米国クリーブランドクリニック財団人工臓器研究所 リサーチフェロー
- 1984 年　米国クリーブランドクリニック財団人工臓器研究所 シニアリサーチエンジニア（代謝系人工臓器部門）
- 1987 年　工学博士（東京大学）
- 1987 年　東京大学講師
- 1991 年　東京大学助教授
- 1992 年　東亜大学大学院教授
- 2003 年　三重大学教授
- 2006 年　三重大学大学院教授
- 2018 年　三重大学名誉教授
- 2021 年　東都大学教授
　　　　　現在に至る

村林 俊（むらばやし しゅん）
- 1972 年　北海道大学工学部合成化学工学科卒業
- 1975 年　北海道大学大学院工学研究科修士課程修了（合成化学工学専攻）
- 1978 年　北海道大学大学院工学研究科博士課程修了（合成化学工学専攻）
　　　　　工学博士（北海道大学）
- 1978 年　米国クリーブランドクリニック財団人工臓器研究所 リサーチフェロー
- 1981 年　米国クリーブランドクリニック財団人工臓器研究所 プロジェクトスタッフ（生体材料生体適合性部門）
- 1987 年　北海道大学助教授
- 1995 年　北海道大学大学院助教授
- 2007 年　北海道大学大学院情報科学研究科准教授
- 2013 年　北海道大学大学院退職

医用材料工学
Biomaterials for Clinical Engineer

© Takashi Horiuchi, Shun Murabayashi　2006

2006 年 2 月 10 日　初版第 1 刷発行
2021 年 12 月 25 日　初版第 15 刷発行

検印省略

著　者	堀　内　　　孝
	村　林　　　俊
発行者	株式会社　コロナ社
	代表者　牛来真也
印刷所	新日本印刷株式会社
製本所	有限会社　愛千製本所

112-0011　東京都文京区千石 4-46-10
発行所　株式会社　コロナ社
CORONA PUBLISHING CO., LTD.
Tokyo Japan
振替 00140-8-14844・電話 (03) 3941-3131 (代)
ホームページ　https://www.coronasha.co.jp

ISBN 978-4-339-07112-2 C3347　Printed in Japan　（金）

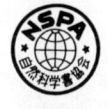

JCOPY　<出版者著作権管理機構 委託出版物>

本書の無断複製は著作権法上での例外を除き禁じられています。複製される場合は、そのつど事前に、出版者著作権管理機構（電話 03-5244-5088，FAX 03-5244-5089，e-mail: info@jcopy.or.jp）の許諾を得てください。

本書のコピー、スキャン、デジタル化等の無断複製・転載は著作権法上での例外を除き禁じられています。購入者以外の第三者による本書の電子データ化及び電子書籍化は、いかなる場合も認めていません。
落丁・乱丁はお取替えいたします。

臨床工学シリーズ

(各巻A5判，欠番は品切または未発行です)

- ■監　　修　日本生体医工学会
- ■編集委員代表　金井　寛
- ■編集委員　伊藤寛志・太田和夫・小野哲章・斎藤正男・都築正和

配本順		著者	頁	本体
1.(10回)	医　学　概　論（改訂版）	江部　充他著	220	2800円
5.(1回)	応　用　数　学	西村千秋著	238	2700円
6.(14回)	医　用　工　学　概　論	嶋津秀昭他著	240	3000円
7.(6回)	情　報　工　学	鈴木良次他著	268	3200円
8.(2回)	医　用　電　気　工　学	金井　寛他著	254	2800円
9.(11回)	改訂 医　用　電　子　工　学	松尾正之他著	288	3300円
11.(13回)	医　用　機　械　工　学	馬渕清資著	152	2200円
12.(12回)	医　用　材　料　工　学	堀内　孝／村林　俊 共著	192	2500円
13.(15回)	生　体　計　測　学	金井　寛他著	268	3500円
20.(9回)	電気・電子工学実習	南谷晴之著	180	2400円

ヘルスプロフェッショナルのための　テクニカルサポートシリーズ

(各巻B5判，欠番は未発行です)

- ■編集委員長　星宮　望
- ■編集委員　髙橋　誠・徳永恵子

配本順		著者	頁	本体
3.(3回)	在宅療養のQOLとサポートシステム	徳永恵子編著	164	2600円
4.(1回)	医　用　機　器　Ⅰ	田村俊世／山越憲一／村上　肇 共著	176	2700円
5.(2回)	医　用　機　器　Ⅱ	山形　仁編著	176	2700円

定価は本体価格+税です。
定価は変更されることがありますのでご了承下さい。

図書目録進呈◆